浙派中医系列丛书

专 科 卷

主编单位　浙江省中医药学会　浙江中医药大学

男科卷

崔 云　主编

总　主编　范永升
副总主编　张光霁

中国中医药出版社
·北京·
全国百佳图书出版单位

图书在版编目（CIP）数据

浙派中医系列丛书.男科卷/崔云主编.--北京：
中国中医药出版社,2024.12.
ISBN 978-7-5132-9256-6

Ⅰ.R242

中国国家版本馆CIP数据核字第20246343PJ号

中国中医药出版社出版

北京经济技术开发区科创十三街31号院二区8号楼

邮政编码　100176

传真　010-64405721

北京盛通印刷股份有限公司印刷

各地新华书店经销

开本787×1092　1/16　印张11.75　字数201千字

2024年12月第1版　2024年12月第1次印刷

书号　ISBN 978-7-5132-9256-6

定价　58.00元

网址　www.cptcm.com

服 务 热 线　010-64405510

购 书 热 线　010-89535836

维 权 打 假　010-64405753

微信服务号　zgzyycbs

微商城网址　https://kdt.im/LIdUGr

官 方 微 博　http://e.weibo.com/cptcm

天猫旗舰店网址　https://zgzyycbs.tmall.com

如有印装质量问题请与本社出版部联系（010-64405510）

浙派中医系列丛书·专科卷

编撰指导委员会

编委会

《男科卷》编委会

于 序

中医药学是中华民族的伟大创造，是中国古代科学的瑰宝，也是打开中华文明宝库的钥匙。它蕴含着中华民族几千年的健康养生理念及实践经验，凝聚着中国人民和中华民族的博大智慧，为中华民族的繁衍生息做出了巨大贡献。党和政府历来高度重视中医药工作，特别是党的十八大以来，以习近平同志为核心的党中央把中医药工作摆在突出的位置。2019年全国中医药大会召开期间，习近平总书记对中医药工作做出了重要指示，要求遵循中医药发展规律，传承精华、守正创新，充分发挥中医药防病治病的独特优势和作用。为中医药发展指明了前进方向，提供了根本遵循。

浙江作为中医药发祥地之一，历史悠久，源远流长，名医辈出，流派纷呈，在我国中医药学发展史上具有重要地位和作用。2017年，以首届全国名中医、浙江省中医药学会会长范永升领衔的专家团队率先提出"浙派中医"作为浙江中医学术流派的统一称呼，很快得到了浙江乃至全国中医药界的认可。近年来，浙江省中医药学会更是在传承发展"浙派中医"方面做了大量卓有成效的工作，如启动"浙派中医"宣传巡讲活动；连年开设"浙籍医家"朱丹溪、张景岳、王孟英等专题研讨会；在世界中医药大会上设立"浙派中医"专场，开展国际交流活动；在全国率先发布"中西医学协同发展杭州共识"，开设"浙里新医学·中西医对话"品牌学术论坛等。这些工作不仅促进了浙江中医药学术的发展与进步，也在全国中医药行业中发挥引领和示范作用。

近日，喜闻浙江省中医药学会编撰的"浙派中医系列丛书"即将面世，这是浙江省中医药学会积极响应国家关于促进中医药传承创新发展的号召，深入挖掘和整理"浙派中医"学术思想精华的又一重要成果。这套丛书包括"地方卷"12册、"专科卷"9册。丛书全方位、多角度展示了浙江中医药的历史脉络、地域特色、医人医著、学术思想、临证经验、发展现状等内容。两套丛书内容丰富、研究系统、实用性强，对了解浙江中医药的发展历程具有重要的临床价值和文献价值。希望浙江中医界的朋友们再接再厉，不断深入挖掘"浙派中医"的学术内涵与临床经验，出版更多的精品力作，为弘扬中医药文化，促进"健康中国"建设做出更大的贡献。是为序！

于文明

写于甲辰寒露

注：于文明，国家中医药管理局原局长，中华中医药学会会长

葛　序

　　浙江位居我国东南沿海，地灵人杰，人文荟萃，文化底蕴十分深厚，素有"文化之邦"的美誉。就拿中医中药来说，在其发展的历史长河中，历代名家辈出，著述琳琅满目，取得了极其辉煌的成就。

　　由于浙江省内地域不同，中医传承脉络有异，从而形成了一批各具特色的医学流派，使中医学术呈现出百花齐放、百家争鸣的繁荣景象。其中丹溪学派、温补学派、钱塘医派、永嘉医派、绍派伤寒等最负盛名，影响遍及海内外。临床各科更是异彩纷呈，涌现出诸多颇具名望的专科流派，如宁波宋氏妇科和董氏儿科、湖州凌氏针灸、武康姚氏世医、桐乡陈木扇女科、萧山竹林寺女科、绍兴三六九伤科等，至今仍为当地百姓的健康保驾护航，厥功甚伟。

　　值得一提的是，古往今来，浙江省中医药界还出现了为数众多的知名品牌，如著名道地药材"浙八味"，名老药店"胡庆余堂"等，更是名驰遐迩，誉享全国。由是观之，这些宝贵的学术流派和中医药财富，很值得传承与弘扬。

　　有鉴于此，浙江省中医药学会为发扬光大浙江省中医药学术流派精华，凝练浙江中医药学术流派的区域特点和学术内涵，由范永升教授亲自领衔，组织相关人员，凝心聚力，集思广益，最终打出了"浙派中医"这面能代表浙江省中医药特色、优势和成就的大旗。此举，得到了浙江省委省政府、浙江省卫生健康委员会和浙江省中医药管理局的热情鼓励和大力支持。《中共浙江省委　浙江省人民政府　关于促进中医药传承创新发展的实施意见》中提出要"打造'浙派中医'文化品牌，实施'浙派中医'传承创新工程，深入开展中医药文化推进行动计划。加强中医药传统文献研究，编撰'浙派中医'系列丛书"。浙江省中医药学会先后在省内各地多次举办有关"浙派中医"的巡讲和培训等学术活动，气氛热烈，形势喜人。

为深入挖掘和传承"浙派中医"的学术内涵、发展规律、临床经验，浙江省中医药学会于2022年7月1日联合浙江中医药大学启动了"浙派中医系列丛书"地方卷和专科卷的编写工作。"地方卷"包括省中医药发展史1册和各地市中医药发展史11册，展现各地中医药发展的历史积淀、特色与优势。"专科卷"共9册，分别论述了内科、妇科、儿科、针灸、推拿等专科发展脉络、名人医著、发展状况等。本套丛书经过大家的辛勤努力，历经两年余，现已完成，即将付梓。我为此感到非常欣慰。这套丛书对传承浙江中医药而言，具有基础性的作用，十分重要。相信丛书的出版将为深入研究"浙派中医"提供有力支撑，以及借鉴和帮助。

我生在江苏，长在浙江，在浙江从事中医药事业已经六十余年，虽然年逾九秩，但是继承发扬中医药的初心不改。我十分感谢为"浙派中医系列丛书"地方卷和专科卷编写出版付出辛勤劳作的同志们。这套丛书的出版，必将为我省医学史的研究增添浓重一笔，必将会对我省乃至全国中医药学术流派的传承和创新起到促进作用。我更期望我省中医人努力奋斗，砥砺前行，将"浙派中医"的整理研究工作做得更好，把这张"金名片"擦得更亮，为建设浙江中医药强省做出更大的贡献。

写于甲辰寒露

注：葛琳仪，国医大师，原浙江中医学院院长

前　言

　　浙江地处东海之滨，物华天宝，人杰地灵，文脉悠久，名医辈出，在中医发展史上具有重要地位和作用。千余年来，浙江的医家们不断传承发展，守正创新，形成了众多独具特色的医学流派，使浙江中医学术呈现出百花齐放的繁荣景象。2009 年在浙江中医药大学本科办学 50 周年之际，我牵头编写了《浙江中医学术流派》，提出了浙江中医药的十大学术流派。随着社会的不断发展，许多省都有了各具自身特色的流派名称，如黑龙江的龙江医派、广东的岭南医学、云南的滇南医学、安徽的新安医学等。我省如能提炼一个既能代表浙江中医药学术流派，又能涵盖浙江全域的综合称谓，则有利于浙江中医药对外交流与合作，也有利于促进浙江中医药的传承与创新。

　　2015 年我向时任浙江省中医药学会会长肖鲁伟教授汇报了这一想法，得到肖会长的肯定与支持。此后，由我牵头，组织相关人员，梳理了浙江中医药有关文献，调研了全国各地的基本状况，提出了综合称谓的初步方案，邀请了严世芸等全国著名专家进行论证，最后经浙江省中医药学会第六届理事会第五次会议表决通过，一致同意把"浙派中医"作为浙江中医药及其学术流派的综合称谓。2017 年 7 月 1 日正式向社会发布了这一决定，在推出"浙派中医"历史十大流派的同时，又凝练了"浙派中医"的八大特色，分别是源远流长、学派纷呈、守正出新、时病诊治、学堂论医、本草增辉、善文载道、厚德仁术。

　　"浙派中医"发布后，社会反响热烈。浙江省中医药学会在全省范围内广泛开展"浙派中医"宣传巡讲;《中国中医药报》开设专栏并长篇报道了"浙派中医"有关内容;在意大利等地召开的世界中医药大会上设立"浙派中医"专场,得到了国内外中医药界的广泛认可。《中共浙江省委 浙江省人民政府 关于促进中医药传承创新发展的实施意见》提出要"打造'浙派中医'品牌,实施'浙派中医'传承创新工程,深入开展中医药文化推荐行动计划"。《浙江省中医药发展"十四五"规划》也提出要"加强中医药文化保护研究,梳理浙江中医药发展源流与脉络,整理医学文献古籍,编撰'浙派中医系列丛书'"。浙江省中医药研究院中医文献信息研究所江凌圳主任牵头编撰出版了"浙派中医原著系列丛书"。

整理"浙派中医"地方、专科发展史,挖掘其中的内涵、特色及其规律,是一项研究"浙派中医"的基础性工作,极为重要。为此,在我的提议下,浙江省中医药学会于2022年7月1日启动"浙派中医系列丛书"地方卷和专科卷的编撰工作。该套丛书由浙江省中医药学会、浙江中医药大学牵头编写。地方卷共计12册,包括浙江省中医药发展史1册和11个地市中医药发展史各1册,系统介绍浙江省内11个地市中医药文化的独特魅力和历史积淀,展现不同地域"浙派中医"的特色和优势,这不仅是对地方中医药资源的梳理和整理,更是对"浙派中医"整体文化的一次全面展示。同时,为完整反映浙江省全域中医药整体发展脉络,我们又编撰了《浙派中医史》,使"浙派中医"各地特色与整体发展相互印证。专科卷第一辑共9册,分别针对内科、外科、妇科、儿科、针灸、推拿等专科领域进行深入整理,每一册都汇集了历代浙江医家在各自领域内的学术建树和临床经验,全面展示了"浙派中医"临床各科的历史发展过程、医家医著、学术思想、发展现状等内容。

本套丛书的出版,全景式、立体式展示了"浙派中医"地域与专科的独特魅力,为医学工作者和研究者提供了宝贵的参考和借鉴,同时为大众了解和学习浙江中医药提供了一套有益的读物。丛书的出版必将为提升浙江中医药的整体水平,促进健康浙江建设发挥积极作用。

丛书编撰出版过程中,得到了浙江省中医药管理局领导的关心与指导；编写人员克服了时间紧、任务重等诸多困难，忘我投入；编写专家组细致严谨，倾注了大量心血；中国中医药出版社的领导及王秋华编辑也给予了大力支持；国家中医药管理局原局长、中华中医药学会会长于文明，第三届国医大师葛琳仪教授百忙中拨冗作序，体现了对"浙派中医"的关怀与厚爱。在此一并表示衷心感谢！

"路漫漫其修远兮，吾将上下而求索。"这套丛书的完成只是整理研究"浙派中医"基础性工作的一部分，今后的整理研究依然任重而道远，希望我省中医药界的同道们，牢记使命，薪火相传，为"浙派中医"的发扬光大而不懈努力！

范永升

2024 年 10 月 8 日

注：范永升，浙江省中医药学会会长，浙江中医药大学原校长，首届全国名中医

编写说明

中医，作为中华民族的传统医学，历经数千年的沉淀与积累，早已成为华夏文明中不可或缺的一部分。浙派中医，作为中医流派中的璀璨明珠，更是以独特的理论体系和丰富的临床实践，赢得了广泛的赞誉。男科，作为中医学中不可或缺的一环，自古以来就承载着男性健康与生殖繁衍的重任。尤其到了现代，在浙江省中医药学会的领导和帮助下，浙派中医男科取得了巨大的发展。

《浙派中医·男科卷》旨在全面系统地展示浙派中医在男科领域的理论精髓和实践经验。本书集结了众多浙江省各地市男科专家的智慧与心血，他们不仅深入挖掘了中医男科的理论精华，还结合西医学的最新发展成果，形成了独具特色的浙派中医男科体系。

本书共分为六章，第一章为浙派中医男科源流，梳理了从宋室南渡到近现代男科发展的轨迹与代表性医学名家；第二章为浙派中医男科流派传承，介绍了近代浙派中医男科师承和院校教育的发展；第三章为浙派中医男科特色疾病诊疗经验，总结了浙派中医男科工作者的学术思想特色及医法、医技；第四章为浙派中医男科名医荟萃，主要介绍了鲍严钟、沈有庸、崔云、谢作钢四位浙江省名中医的学术思想和临证经验；第五章为浙派中医男科名著精要，选取了由浙派中医撰写的对男科发展具有里程碑意义的名著，总结其学术主张，概括其主要内容等；第六章为浙派中医男科特色医技，总结了结合现代医学发展的、具有浙江特色的外治法及适宜技术。

本书的部分内容参考了杨媚良、盛燮荪等主编的《宋明浙江针灸》《浙江近代针灸学术经验集成》，丰富了对浙派中医男科的认知，生动展示了浙派中医男科在诊疗过程中的独特魅力和显著疗效。

值得一提的是，浙派中医男科在传承与创新方面取得了显著成就。他们不仅继承了中医男科的精髓，还积极吸收西医学的先进理念和技术手段，不断探索和实践新的诊疗方法。这种开放包容、与时俱进的精神，正是浙派中医男科能够不断发展壮大、造福更多患者的重要原因。

《浙派中医·男科卷》的出版，不仅是对浙派中医男科成果的一次全面展示，更是对中医男科事业的一次有力推动。我们相信，随着本书的广泛传播和应用，浙派中医男科的理论与实践将得到更深入的挖掘和更广泛的推广，为男性健康事业贡献更多的力量。

最后，我们要感谢所有为本书编撰付出辛勤劳动的专家和学者们。他们的无私奉献和精湛技艺，使《浙派中医·男科卷》得以顺利问世。同时，我们也期待更多的中医男科专家能够加入这一事业中来，共同推动中医男科事业的发展繁荣。

《浙派中医·男科卷》编委会

2024 年 11 月

目　录

第一章

浙派中医男科源流

第一节　中医男科名称由来

中医男科学的起源可以追溯到 2000 多年前的商周时期。在那个时期，人们已经开始认识到男女生殖器官的结构和功能的不同，并对男性泌尿生殖系统有了一定的认识。

春秋战国时期，中医经典《黄帝内经》总结了秦汉以前丰富的医学知识，对男性泌尿生殖系统生理、病理的论述较详细，为中医男科奠定了坚实的理论基础。

此外，我国现存最早的医方书《五十二病方》中也记载了一些男科病的病名及治法，如用马屎治疗以阴囊肿大为主的癞疝和疝气。《阴阳十一脉灸经》和《阴阳脉死候》中分别记载了癞疝、偏疝等。

中医男科学经过了漫长的发展过程，是近代才独立出来的新兴学科，在国家统编教材中属于中医外科学里的一个章节，是基于中医传统理论，研究男性泌尿生殖系统结构和功能、发病规律与防治的一门多学科交叉的学科。古代医家早已开始诊治男科疾病，其内容散在于中医内科、外科、儿科等临床著述中，并逐步形成了自己独特的理论和方法。近年来，随着社会的发展和人们对健康的重视，中医男科也得到了越来越多的关注和应用。

第二节　人文环境对浙派中医男科的影响

宋室南渡，即南宋时期，是中国历史上一个重要的转折点，这一时期的政治、经济、文化等方面都发生了深刻的变化。对于浙江医学的发展，这也是划时代的重大事件。中原文明登陆浙江，钱塘繁华盛极一时，浙江的医学发展别开生面，掀开了浙派中医药发展波澜壮阔的盛大剧目，这对中医男科的发展也产生了深远的影响。

1. 政治变革与医学环境的重塑

宋室南渡后，南宋王朝面临着与金、元等国长期战争和政治动荡的局面。这种政治变革对医学环境产生了深远的影响。一方面，战争使得社会动荡不安，疾病频发，对医疗需求增加，促进了医学的发展。另一方面，南宋王朝为了维护统治，加强了对医学的管理和扶持，推动了医学教育的普及和医学著作的编纂。这种政治变革和医学环境的重塑为中医男科的发展提供了良好的外部环境。

2. 文化交流与医学思想的融合

宋室南渡后，南宋王朝与金、元等国的文化交流日益频繁。这种文化交流不仅促进了经济、科技、文化等方面的发展，也推动了医学思想的融合。南宋时期的医学家们吸收了金、元等国的医学思想和技术，与本土医学相结合，形成了新的医学体系。这种医学思想的融合为中医男科的发展提供了新的思路和方法，推动了中医男科的理论创新和技术进步。

3. 经济繁荣与医疗资源的丰富

宋室南渡后，南宋王朝在经济上发展迅速。商业、手工业、农业等各个领域的繁荣为医疗资源的丰富提供了物质基础。医疗资源的丰富使得中医男科更好地发展。一方面，医疗资源的丰富使得中医男科医生能够接触到更多的病例和疾病类型，从而积累了丰富的临床经验。另一方面，医疗资源的丰富也为中医男科医生提供了更多的治疗手段和药物选择，提高了治疗效果。

4. 医学教育的普及与人才培养

宋室南渡后，南宋王朝提高了对医学教育的重视程度。政府设立了医学机构，推广医学教育，培养了大量的医学人才。这些医学人才在中医男科领域发挥了重要作用，他们不仅继承了前人的医学经验和技术，还通过实践和创新，推动了中医男科的发展。医学教育的普及和人才培养为中医男科的发展提供了人才保障和智力支持。

5. 医学著作的编纂与传承

宋室南渡后，南宋王朝的医学著作编纂工作也取得了显著成果。许多医学家纷纷著书立说，将自己的医学经验和技术传承给后人。南宋时期的医学著作在妇产科和外科领域取得了重要突破，如《圣济总录》的编纂展示了南宋对医学的重视，而陈自明的《妇人大全良方》和《外科精要》则为中医妇产科和外科的发展奠定了基础。这些医学著作不仅总结了当时的医学成就和经验教训，还为后世的医学发展提供了宝贵的学术资源。

6. 社会变迁与男性健康观念的转变

宋室南渡后，随着社会的变迁和文化的交融，男性健康观念也发生了转变。南宋时期的社会风气逐渐开放，社会对男性健康的关注度不断提高。这种关注度的提高促进了中医男科的发展。一方面，社会对男性健康的关注使得中医男科医生能够更多地接触到男性患者和疾病类型，积累了更多的临床经验。另一方面，社会对男性健康的关注也推动了中医男科医生对男性疾病的深入研究和探索，促进了中医男科的理论创新和技术进步。

综上所述，宋室南渡对中医男科的发展产生了深远的影响。政治变革与医学环境的重塑、文化交流与医学思想的融合、经济繁荣与医疗资源的丰富、医学教育的普及与人才培养、医学著作的编纂与传承，以及社会变迁与男性健康观念的转变等因素共同推动了中医男科的发展。这些历史因素不仅塑造了中医男科的理论体系和技术特点，也为现代男科医学的发展提供了重要的历史借鉴和启示。因此，深入研究宋室南渡对中医男科发展的影响，对于推动现代男科医学的繁荣和发展具有重要意义。

第三节　学术交融对浙派中医男科的推动

1. 多元文化背景下的学术碰撞与融合

浙江地区历史悠久，文化底蕴深厚。在这里，儒家文化、道家思想、佛教信仰等多元文化相互交融，形成了独特的文化氛围。这种多元文化背景为中医男科的学术交融提供了肥沃的土壤。不同文化背景下的医学理念和治疗方法在浙江地区得以碰撞和融合，为中医男科的发展注入了新的活力。

2. 名医荟萃与学派之间的交流合作

浙江地区历来名医辈出，学派林立。这些名医和学派之间的交流合作，为中医男科的发展提供了丰富的学术资源和临床经验。他们通过互相学习、切磋技艺，不断推动着中医男科的理论创新和技术进步。同时，学派之间的交流合作也促进了中医男科的学术繁荣和传承发展。

3. 医学典籍的传承与创新

浙江地区历来重视医学典籍的传承与创新，许多古代医学典籍在浙江地区得以保存和传承，为后世的中医男科发展提供了宝贵的学术资源。同时，浙江地区的医学家们也不断创新，撰写新的医学著作，将自己的学术成果和经验总结传授给后人。这些医学典籍的传承与创新为浙派中医男科的发展提供了坚实的理论基础和实践指导。

4. 中医学与西医学的结合

随着西医学的发展，浙江地区的中医男科也开始积极与西医学结合。他们借鉴西医学的理论和技术手段，不断创新和完善中医男科的治疗方法和技术。同时，他们也注重保持中医男科的特色和优势，将中医学的智慧与西医学的成果相结合，为男性健康提供更加全面和有效的治疗方案。

5. 国际化交流与合作

在全球化的背景下，浙派中医男科也开始积极参与国际化交流与合作。他们与国际上的医学机构和专家进行深入的学术交流和合作研究，引进国际先进的医学理念和技术手段，推动中医男科的国际化发展。同时，他们也向世界传播中医男科的特色和优势，提高了中医男科在国际上的影响力和认可度。

综上所述，学术交融对浙派中医男科的发展起到了重要的推动作用。多元文化背景下的学术碰撞与融合、名医荟萃与学派之间的交流合作、医学典籍的传承与创新、西医学与中医学的结合，以及国际化交流与合作等因素共同促进了浙派中医男科的繁荣和发展。这些学术交融的成果不仅为浙江地区的男性健康提供了更加全面和有效的治疗方案，也为全球男科医学的发展提供了重要的借鉴和启示。

第四节　浙派中医男科的形成与发展

一、宋金元时期

从唐代中后期至五代、宋代，江浙地区相对安定，尤其是宋室迁都江南，大量中原人口南迁，不仅为南方带来了丰富的劳动力资源，还引入了先进的技术。加之南方自然条件优越，江南地区的农业得以迅猛发展，逐渐与北方并驾齐驱，甚至后来居上。

宋代政府开创了医药卫生事业管理的新篇章，通过设立专门的医药卫生管理机构，制订详尽的医事制度与法规，极大地促进了中医药学科的繁荣与发展。宋代政府高度重视医学教育事业的发展，首次将中医学校作为独立的官方教育机构纳入国家教育体系之中。同时，成立了校正医书局，汇聚全国顶尖的医学专家与学者，对历代中医典籍进行了系统而深入的搜集、整理、考证、校勘与刊行工作，这一举措对于中医文献学的传承与发展具有里程碑式的意义，为后世研究者提供了宝贵的文献资源。

随着程朱理学的盛行，在南宋中后期，其逐渐占据了思想界的主导地位，产生了深远的社会影响，人们的日常行为乃至性行为的自由度受到了显著的限制，男科学及性医学的研究领域遭遇了严重的压制。回顾历史，从《汉书》到《唐书》，历朝历代的官方史志目录中均有涉及房中术（包含男科学内容）的著作记载，但自《五代史》与《宋史》之后，此类著作在史志目录中几乎销声匿迹，其他各类目录中也鲜有提及。尽管如此，性医学与男科学作为社会文化，特别是中医药文化中不可或缺的一部分，其生命力并未因此而被扼杀。在诸多综合性医学典籍及道教典籍中，我们依然能够发现关于性生活、性医学及男科学的探讨与论述，这些珍贵的资料证明了这些学科在民间与学术界的持续传承与发展，这是任何力量都无法完全禁锢的。

至金元时期，社会结构与统治者集团的变迁，特别是少数民族政权的建立，虽然未能像北宋那样高度重视医学，但也为医学提供了更为自由的发展空间。一方面，面对战乱、疫病等挑战，医学家们对各类疾病的研究更加深入、系统，催生了如金元四大家等一批杰出医学家，为中医学的发展注入了新的活力。另一方面，元代少数民族的南下，加剧了汉族社会中"男女授受不亲"的传统观念，当时社会对女性的生活方式与活动范围施加了更为严格的限制。这一时期的男权社会与性禁锢现象进一步凸显，反映了社会变迁对性别关系与性别角色的深刻影响。

主要代表医家及贡献：

朱丹溪，字彦修，名震亨，婺州义乌人，后人尊称丹溪翁。朱丹溪倡导滋阴学说，创立丹溪学派，对祖国医学贡献卓著，与刘完素、张从正、李杲一起被誉为"金元四大医家"，为浙派中医杰出代表。朱氏著述甚多，有《格致余论》《局方发挥》《伤寒论辨》《外科精要发挥》《本草衍义补遗》《金匮钩玄》。代表作《格致余论》共收医论 42 篇，充分反映朱丹溪的学术思想，以《阳有余阴不足论》《相火论》两篇为中心内容，提出"阳常有余，阴常不足"的论点，强调保护阴气、阴精的重要性，确立"滋阴降火"的治则，为倡导滋阴学说打下牢固的基础，并创立养阴理论和养阴治法，为养阴学派的创始人。医学成就对后世医家的学术思想特别是浙派中医具有深远的影响，丹溪学说不仅在国内影响深远，而且在 15 世纪时，由日本人月湖和田代三喜等传入日本，成立"丹溪学社"，对丹溪学说进行研究和推广，迄今日本仍存"丹溪学社"。他善于继承、敢于创新、重视实践的治学态度道传百世。

《格致余论》乃我国中医领域现存较为古老的医论典籍，系朱震亨之巅峰之作。该书在男科学领域的理论构建尤为丰富，且独具匠心，展现了高度的创新性。此书成于元代至正七年，即 1347 年，全书仅一卷，却精妙地囊括了 42 篇论述。

《格致余论》字字珠玑，凝聚了朱丹溪一生行医治学的心血与精髓，对后世医家及养生学者产生了深远且广泛的影响。朱氏倡导"王道医学"，并独创了"相火论"与"阳有余阴不足论"等医学理论体系。书中开篇即以《饮食箴》与《色欲箴》为引，随后深入探讨了《茹淡论》《房中补益论》《大病不守禁忌论》等篇章，强调饮食有度、节制情欲等养生理念；《慈幼论》与《养老论》则分别从生命成长的不同阶段出发，阐述了养生延年的独特见解与策略。

《阳有余阴不足论》构成了朱丹溪养生思想的理论基石。他深刻洞察到：

"人之情欲无涯，此难成易亏之阴气，若之何而可以供给也？"基于《黄帝内经》中"少火壮火"的学说，朱丹溪又融合了刘完素的"火热论"、李东垣的"阴火说"，以及陈无择、张子和等前辈的学术观点，创造性地提出了相火的生理与病理学说，为中医理论的发展开辟了新的篇章。

朱丹溪深刻拓展了"内生火热"理论，他精辟地论述道："火起于妄，变化莫测，无时不有，煎熬真阴，阴虚则病，阴绝则死。"他进一步指出，相火之性暴烈酷猛，其危害有时甚至超过主宰脏腑功能的君火，因此断言："相火元气之贼。"在男科学领域，朱丹溪的独到见解集中体现在《色欲箴》《受胎论》及《房中补益论》等篇章里。

《房中补益论》全面而系统地阐述了朱丹溪关于房中养生的深刻思考。他针对《千金方》中提及的房中补益方法，提出疑问并给出了自己的见解："吉凶悔吝生乎动，故人之疾病亦生于动，其动之极也，病而死矣。人之有生，心为火居上，肾为水居下，水能升而火能降，一升一降，无有穷已，故生意存焉。水之体静，火之体动，动易而静难，圣人于此未尝忘言也。儒者立教，曰正心、收心、养心，皆所以防此火之动于妄也。医者立教，恬淡虚无，精神内守，亦所以遏此火之动于妄也……窃详《千金》之意，彼壮年贪纵者，水之体非向日之静也，故著房中之法，为补益之助，此可用于质壮心静，遇敌不动之人也。苟无圣贤之心、神仙之骨，未易为也。女法水，男法火，水能制火，一乐于与，一乐于取，此自然之理也。若以房中为补，杀人多矣。况中古以下，风俗日偷，资禀日薄，说梦向痴，难矣哉。"

从上述论述中，可以提炼出朱丹溪房中养生思想的两大核心观点：一是强调人体乃动静水火之和谐统一体，但阴精易损，相火易亢，治疗当以滋阴降火为主；同时，心身保健的关键在于正心、收心、养心，以避免纵欲无度导致的阴精亏损及相火妄动。二是关于房中补益之法，朱氏认为其仅适用于体质强健且心性稳定之人，对于体弱且贪恋色欲者，房中术非但不能补益，反而可能煽动相火，加剧病情，因此不应提倡。

此外，朱丹溪尤为重视阴血，他认为阴精的形成远比消耗来得艰难，这一观点在他提出的"阳有余阴不足论"中得到了充分体现。在探讨病因病机时，他则将湿热与相火皆视为重要的致病因素。

正常情况下，相火是人体活动的动力源泉，但若受到物欲的驱使而过度亢进，则会转变为损害健康的邪火。在治疗策略上，朱丹溪尤为注重通过滋阴、养血、清热的方法来调和体内阴阳，同时他坚决反对不加区分地滥用温补药物及盲目采取攻邪手段，以避免治疗上的偏颇与流弊。

在探讨性生理机制时，朱丹溪在《格致余论》中深入阐述了肝、肾、心三脏与君火、相火之间的协同作用。他指出，肾主封藏，是精气的仓库；肝则负责疏泄，调节气机的流畅。两者均含有相火，而这些相火又受到心火（君火）的调控。当心感受到外界刺激而波动时，相火也会随之而动，导致精气外泄，即使没有性交行为，也可能发生精气暗耗。这一过程中，肾的封藏功能与肝的疏泄作用相互制约，共同维持着性生理的平衡。而性兴奋与射精现象，则是君火与相火相互煽动、共同作用的结果。后世医家基于这一理论，发展出了清君、相火的治疗方法，用于治疗遗精、早泄等性功能障碍疾病。

朱丹溪进一步指出，控制性欲的关键在于"养心收心""不见所欲，使心不乱"。他认为，过度的性刺激如温柔触感、悦耳声音、绚丽色彩、芬芳气息等都会引发人的性欲，而要避免性欲的过度放纵，就需要从内心出发，培养定力与自我控制能力。对于因性欲过度而导致的花癫、鸡精、梦遗、梦与鬼交、筋痿等病症，他主张以清心宁心、安神定志为主要治疗原则。同时，他也强调大病久病之人更应注重养心调肾，以维护身体的整体健康。

在《格致余论》的《色欲箴》部分，朱丹溪深入探讨了性行为与健康的关系。他认为，人体健康的基础在于阴阳平衡、气血充沛。若沉迷于房事而过度消耗精血，不仅会导致肾亏精虚等身体问题，还可能引发家庭矛盾和社会问题。他特别指出，滥用大辛大热之药以助纵欲、使用金石燥烈之品以耗肾精的做法对身体危害极大，应予以警惕和避免。

在《受胎论》中，朱丹溪对受胎过程及男女性别的形成提出了独特的见解。他认为男女性别的决定因素在于精与血的相对强弱关系。当精优于血时，则易生男孩，反之则易生女孩。这一观点与《易经》中的"乾道成男，坤道成女"相呼应，体现了阴阳学说在生殖领域的应用。同时，他也对生殖解剖进行了初步的描述和探讨，为后世医学的发展提供了宝贵的参考。

对于两性畸形（阴阳人）的现象，朱丹溪称之为"兼形"，并认为这是由于杂乱之气（驳气）乘袭母体所致。他详细描述了不同类型的"兼形"现象及其成因，体现了对个体差异和复杂性的深刻认识。

此外，朱丹溪还提出了热毒遗婴的学术观点，认为父母在孕期若受到热毒侵袭，可能会对胎儿造成不良影响。他通过具体病例的分析和治疗经验的总结，丰富了男科学、性病学乃至遗传学的内容。这一观点不仅具有理论意义，也为临床实践提供了有益的指导。

二、明代

明代初期，统治者推崇程朱理学，使得以宋代朱熹为代表的客观唯心主义思想体系持续盛行。至明代中期，王守仁倡导主观唯心主义心学，主张"心即理"，强调从内心探求真理，这一思想流派的出现，推动了对太极、理、气、心、性等哲学议题的深入探讨，进而对中医学医家的学术观念、临床实践及其理论体系构建产生了深远影响。

明代中医药学的发展，呈现出鲜明的时代特征，并取得了卓越的成就：其一，涌现出众多具有划时代意义、深远影响的医药学创新与发明；其二，编纂了多部既注重理论又兼备实践方法的综合医学典籍，其中不乏集历代医学之大成的杰作；其三，频繁的对外医药交流极大地拓宽了中医药学的视野，丰富了内涵；其四，中医在临床领域全面开花，不仅覆盖了广泛的疾病范畴，而且在温病学、性传播疾病学等领域取得了显著进展；其五，涌现了一大批精通临床诊疗、造诣深厚的中医大家，他们的贡献为中医药学的发展注入了强大的动力。

主要代表医家及贡献：

俞桥，字子木，号溯洄道人。海宁人。撰有《广嗣要语》一书，着眼于优生优育之法，内容包括调理精血、直指真源、男女服药之论等，并涉及调元、调经、安胎、便产诸法，列举诸多附方、经验方，并附论童壮及衰老。

俞氏认为，天地之气尚且可以转移，人体更可以摄养调理，使身体强健而延续子嗣。他认为求嗣之要，一为男精女血充满，二为自身无病。他重视脉象与疾病关系，指出命门脉微细或绝，为阳事痿弱，为阳虚，当补阳；若见命门脉洪大鼓击，阳事坚举，是相火妄动，当滋阴制火。若见肾脉洪大或数，遗精尿血，为阴虚，当补阴；若见肾脉虚微太甚，别无相火为病，法当阴阳双补。

他在书中亦列出房事注意事项。告诫男女若求生育，勿暴怒、醉饱，勿食炙爆辛热之物，勿用他术赞益，且房事须避免大风大雨、虹霓雷电等时日。"寡欲则不妄交合，积气储精，待时而动"，其亦强调清心寡欲的重要性，认为寡欲不仅有助于生育，更能使人长寿。生育亦当适龄，"男子十六而精通，必三十而娶。女子十四而天癸至，必二十而嫁"，若"精未通而御女"，则五脏发育尚未成熟，有不育之隐患，难以嗣续。

生育之要，在于"实阳能入虚阴"。俞氏指出男子阳精充实，适值女人经后血海虚静，此时交合，是谓投虚，可一举而成胎。若男女精血既充，且无他疾，当守投虚之法。不育之症，有"实阴不能受阳""弱阴不能摄阳""微阳不能射阴"之类。实阴不能受阳，指女人经尽六日之后，新血方盛，血海充满，若与交合，以实投实，多不成胎。若女人阴血衰弱，虽投真阳强盛之精，然而不能摄入子宫，即"弱阴不能摄阳"，则交而不孕，孕而不育。微阳不能射阴，有男子阳精微薄，表现为精液流而不射，病因常为平日嗜欲不节、施泄太过所致。治疗当补益精元，并从身心调治，勿令妄动。又有易举易泄、遗精梦遗、真精不固之症，治疗当以补阴为主。又有阳事不举，或所泄清冷，法当补阳。

对于求子用药，其认为男子以阳用事，故药物不能过于温热。至于培养之术，在男子当用思仙丹，收固真阴，以为持久之计。其列举调元之法，分阳虚、阴虚、相火妄动、阴阳两虚等证。阳虚表现为右尺命门脉微细、阳痿精清，以还少丹、巨胜子丸治疗。阴虚表现为左尺肾脉洪大或数，遗精、尿血、淋涩等症，用丹溪大补阴丸、补阴丸、加味虎潜丸之类。相火妄动，阳事数举，右尺命门脉洪大，水不胜火，当与阴虚同治法，补阴则火自降。若阴阳俱虚，两尺脉微弱无力，真精清薄，用八味丸、补天丸。对男子过多嗜欲，精气不固，记载有秘传金锁思仙丹，涩以去脱。同时于《广嗣附方》篇又列五子衍宗丸、大造丸、延年益嗣丹、壬子丸等男性不育求子之方，调补阴阳，以求繁衍。

高濂，字深甫，号瑞南居士、瑞南道人，又有号名湖上桃花鱼。钱塘人。《遵生八笺》是其所著的一部养生学专著，内容丰富，贴近生活，在养生界享有较高声誉。书中包含四时养生、起居养生、运动养生、食药养生、雅趣养生五方面。其强调生命意识，崇尚道家养生，并重视精神调摄，主张综合调养。

高氏将养生调摄分为四时，并于书中指出"男子至六十，肝气衰，肝叶薄，胆渐减，目即昏昏然"，当因时制宜服用药物以求养生之效。如春三月用黄帝制春季所服奇方，用于五劳七伤、阴囊消缩、囊下生疮、膀胱挛急、小便出血、茎管阴子疼痛等男子疾患，并详列加减法。夏三月用黄帝制夏季所服奇方，为补肾茯苓丸，"能治男子内虚……精浊淋漓，绞痛，膀胱冷痛，阴囊湿痒，口渴饮水腹胀，皆犯五劳七伤，宜服此方"。秋三月用黄帝制护命茯苓丸，主治肾虚冷……噩梦遗精、尿血滴沥、小腹偏急、阴囊湿痒等不适。冬三月当服茯苓丸，主男子五劳七伤……小便淋沥、阴痿不起、临炉不举等症。

其生平酷嗜方药，屡获奇效。《遵生八笺》所载药方主治范围大，用药味数多，有方剂用药可达数十味。立灵秘丹药专篇，以丸散为主，调治诸疾病，其中诸多药方记载可用于男科诸疾，且多用于虚劳类疾病，对现代男性虚损治疗颇具指导意义。如秘传龙虎石炼小还丹治疗五劳七伤、诸虚百损、遗精白浊，不问男女老少均可。又有回阳无价至宝丹，治五劳七伤、四肢无力、下元虚冷、夜梦遗精、阳痿等症。其指出白浊一月系精，往后皆痰汁也，载遗精白浊奇方，蚯蚓为末，栀子汤调服。又以罗真人延寿丹用治男子五劳七伤、诸虚不足、阴痿、气弱无力、心肾不交、精神欠爽、小便频数、腰膝疼痛等疾病。又有经验苍术丸治疗遗精白浊、小便不利等症，强调此方"益寿延年，其功不可尽述，宝之，宝之"。又如延寿酒药仙方，可用于男妇远年近日诸虚百损、五劳七伤等症。

　　张景岳，本名介宾，字会卿，号景岳，别号通一子，山阴会稽县人。张景岳一生，博学多才，著作颇丰，除医学外，亦对天文、音律、兵法等具有研究。他对命门的认识受赵献可的影响很大。张景岳把命门比作人身之太极，命门的元阴元阳是先天无形阴阳，而后天有形阴阳，为先天无形所化。他认为命门即为生命之源，与精室、胞宫有关，与繁衍生殖关系密切。其在《类经附翼》中指出"夫身形未生之初，父母交会之际，男之施由此门而出，女之摄由此门而入"。元阴元阳禀于父母，藏于命门，即为真阴。命门为真阴之脏，命门藏精化气，兼具水火。所藏元精为"阴中之水"，元精化元气为"阴中之火"。肾精为元气所化，肾气为元气所生。故张景岳认为"命门与肾本同一气""命门总主乎两肾，而两肾皆属于命门"。真阴源自先天，必须有赖于后天充养，故有五脏六腑之阴归于肾，而肾藏精于命门。其继承《黄帝内经》"阳病治阴，阴病治阳"的理论，提出"善补阳者，必于阴中求阳，则阳得阴助而生化无穷；善补阴者，须于阳中求阴，则阴得阳升而泉源不竭"，这对后世男科临床从肾论治影响深远。张景岳把顾护元气、温补命门作为养生的重点，把养阳气为第一的养生思想贯穿其养生与治疗男科虚损类疾病中。张景岳把保养人的形态作为养生的重要内容，并提倡适当服食温补精血之药，体现其"宝精治形"的思想，且仍可作为现今男性摄生保养的重要方法。在男性房室养生方面，他认为欲不可绝，亦不可纵，提倡性和谐，论及"十机"，涉及子嗣、人事，重视夫妻性和谐，提出了夫妻性和谐与否与男女体质、情欲、动作、生活等密切相关。张景岳对性事活动的场合、时间选择、时气的宜忌等都有一定的论述，把性医学、心理学与性事活动等结合起来。张景岳对男科疾病如淋浊、癃闭、阳痿、血精、遗精、疝气等有自己的见解。明代以前，淋、癃不分，《景岳全书》列癃闭专篇，已详分气闭、气陷、气虚、败精阻窍、热灼津枯、热壅肝肾等病机治法。张景岳仿朱丹溪，运用探吐法治疗癃闭，对于癃闭急症又归纳出药物熏洗法、猪膀胱导尿法、鹅翎管加水银通导法等外治法。张景岳首次提出"阳痿"病名，完成了阳痿辨证论治理论架构。张景岳把阳痿病机归为命门火衰、精气虚冷、七情、湿热、思虑焦劳、惊恐伤肾等。他对前阴病、杨梅疮、囊痈、悬痈、遗尿、虚损等均有详尽论述与发挥，内容已涵盖了现代中医男科学的主要病症。此外，张景岳重视情志与男科疾病的关系，强调"心"在情志病因中的重要作用，他是首次提出遗精心理疗法的医家。对于阳痿，张景岳已认识到可从肝论治，提出思虑惊恐伤肾的情志病因，在药物治疗同时，注重配合情志疏导。其中如择偶，张景岳摒弃明以前古人相学择偶观，根据脏腑形质理论，提出优生学观点的标准。《景岳全书》中说："声细而不振者不堪……形体薄弱者不堪，此藏蓄之宫城也；饮食纤细者不堪，此仓廪血海之源也。"专篇《宜麟策》为求嗣名篇，该篇除总论外，天时、地利、人事、药食、疾病、男病、女病等论述十一段，均包括了现代优生优育的基本要素。另外，张景岳提及如"十机"之女方动机之阖辟、时机之童稚、暗产之有无等，提倡晚婚，注意性和谐、性事宜忌、孕期性生活等对优生的影响，这些内容对后世生殖医学理论影响巨大。张景岳深化《难经》对"精室"的认识，进一步解释："胞，即子宫也，男女皆有之；在男谓之精室，在女谓之血海。"其认为男子也有胞，提出精藏于胞。并对"精室"的位置在《类经附翼》中有描述："居直肠之前、膀胱之后，当关元、气海之间。"这些阐述对现代中医男科"精室"为奇恒之腑说的构建有一定影响。对于生育的认识，张景岳重视父母精血健全强壮对于后代的重要性。在《类经》中说："夫禀赋为胎元之本，精气受之于父母也。"治疗男性不育，张景岳多辨证施治，"种子之方，本无定轨，因人而药，各有所宜。故凡寒者宜温、热者宜凉、滑者宜涩、虚者宜补、去其所偏，则阴阳充而生化著矣"。并认为男性不育病因在精，而治疗宜以男性为主，必要时兼及妇人。张景岳治疗不孕不育症，重视父母遗传因素、男女同治的思想，在其所处时代，具有超前性。

陈司成，字九韶，海宁人。他出生于明代中期，为浙派医家代表人物之一。他有感于当时梅毒流行的社会状况，且"一旦染疾，终身为废"，故采诸家秘授之验，并结合自己数十年的临床经验，撰成《霉疮秘录》一书。该书是我国现存最早的梅毒专著，凝聚了陈氏一生治疗梅毒病的经验，其中涉及的许多预防和诊治手段，如砷剂的使用等均是领先世界的创举。陈司成提出的辨病辨证结合、专药专方、分期分剂的医学思想，对现今临床仍有指导意义。他详细描述了梅毒的病原、证候、传染途径、施治、验方等，还对梅毒在人体内的变化及对证候的治疗进行了详细的阐述。此外，他在书中也记录了梅毒对五脏六腑及五官等人体器官的影响，并用症状加以描述区分。比如，他提到梅毒会传于心，发大疮，上下左右相对，掣痛连心；传于肝，眉发脱落，眼昏多泪，或疳爪甲；传于脾，四肢发块痛楚，或蛀烂腿臁；传于肺，发喉癣，渐蚀鼻梁，多作痰唾；传于肾，作肾脏风，痛痒交作。

首先，陈司成认为梅毒的根源在于"痰"，这种痰会害人至深。感于梅毒之痰害人至深，但医书多不提及，即有提及，亦所言不详。针对这一情况，他提出了自己历年医治梅毒的心得及所定药方，以期对治疗梅毒做出贡献。

其次，陈司成详细描述了梅毒的症状和传染途径。他指出，梅毒会传于心、肝、脾、肺、肾等五脏，产生各种症状，如心痛、肝痛、脾痛、肺痛、肾痛等。同时，他还描述了梅毒的传染途径，指出其可以通过性接触、血液传播等多种途径传播。

在治疗方面，陈司成主张采用综合治疗的方法。他提出，治疗梅毒应以祛痰为主，同时辅以清热解毒、活血化瘀等药物。梅毒感染初期，陈氏以牛黄化毒丹解之，"使正气足而邪自除也"。五脏毒早期出现时（一期梅毒阶段、二期梅毒阶段），先予以益卫散、保脾饮、安神散等补益之品扶助人体五脏正气，使正盛而邪衰，其次分别配合庚字解毒丸、戊字解毒丸、丙字解毒丸等丸药缓缓祛除邪毒，一补一攻，攻补兼施。结毒时期（三期梅毒阶段），陈氏指出此时"攻则毒气去，补则正气强……不能治其虚，安问其余。盖言虚者，为百病之本"，指出扶正和祛邪要紧密配合，同时进行。为此，陈氏首先依据病症的表现，依据病位特点分制乙字、癸字、己字、辛字、丁字解毒丸供患者长期服用，再搭配以相应的煎药方灵活加减。此外，他还提倡采用针灸、按摩等非药物治疗方法辅助治疗。

最后，陈司成强调了预防梅毒的重要性。他指出，人们应该保持清洁卫生，避免不洁性行为，并注意个人和公共卫生。只有这样，才能有效地预防梅毒的发生和传播。

赵献可，字养葵，自号医巫闾子，浙江鄞县人。其学术思想受《易经》影响较大，著作颇丰，但多佚失，仅存《医贯》及《邯郸遗稿》。赵献可以"命门"学说为学术思想核心，有着深厚的哲学渊源和医学基础。其所著《医贯》中详论命门部位功能，阐发命门水火学说。他以坎卦说明命门与肾的关系，中间阳爻为命门，阴爻为肾。命门部位，其认为在"两肾各一寸五分之间"。赵献可在论述命门时提出"命门为十二经之主"的理论，力图通过强调命门的作用，阐明对人体原动力的重视。其认为命门为人身之大主，可主人体一切生命运动，包括生长、发育、运动、生殖等，所以能如此者，全在于命门内藏"命火"，此火即生命之火，为阳气之根，脏腑功能之源，一切人体活动的原动力，其对温煦机体五脏六腑、四肢百骸、筋骨肌肉皮毛、身体生长发育等方面发挥着极其重要的作用。相火禀命于命门，真水又随相火。赵献可重视肾水命火，且更强调火的作用，认为相火在人身上具有决定性意义，应当时刻保护，不能任意戕伐，若平日不能节欲，则可致命门火衰，变生他患。对于命门先天水火不足的治疗，赵氏认为崔氏八味丸与钱乙所制的六味地黄丸是补真火、真水的主方。其从真阴真阳的盛衰偏颇着眼，以调补阴阳，对后世男科疾病如阳痿、早泄、不育等病的治疗具有理论指导作用。

对于男科疾病，其在《医贯》列梦遗并滑精专篇，认为本病当以肝肾为主，兼治心脾。正常的射精，一须元精坚固，二须相火充力，三须相火与精相合。梦遗之人，素体本虚，或色欲过度。肾阴亏则相火易动，心为君主，有感而发，君火动而相火随，与不藏之精相合，卧而即梦，梦而即遗。其遵《黄帝内经》中"阳密乃固""阳强不能密，阴气乃绝"之旨，认为梦遗发病之机，在于肾中阴亏，精不能藏，肝之阳强，一梦即泄。若肾本不虚，则不梦，或梦而不遗。其亦指出梦遗时所处梦境，此种病人，多以"淫梦"为主。对于此疾，治疗上推崇薛立斋用六味地黄丸之法，滋水涵木，水升而木火自息。若兼脾胃不足，湿热下流，以补中益气汤升提；若用心过度，兼用归脾；若命门火衰，玉门不闭，则当急用八味丸，或金锁正元丹，以壮真阳，藏阴精而不泄。亦有一种，肾不虚而肝经湿热火旺，为"筋疝"，其引张子和"遗溺、闭癃、阴痿、胻痹、精滑、白淫，皆男子之疝也"，当用龙胆泻肝汤。

《医贯·小便不通并不禁论》论述了小便不通、不禁的证治，对现代男科前列腺增生等疾病引起的尿路症状治疗具有参考意义。其分述各种原因引起的小便不通、水停心下，用五苓散；六腑客热，用益元散；升降不通，用升麻或探吐法。其列举渗法、清法、升提法、探吐法等，以求上窍开而下窍通，小便自利。其注重三焦气化作用，对于有余之症，当通之；对不足之症，遵东垣之法，从肺、脾、肾考虑，方选生脉散、补中益气汤、滋肾丸、六味地黄丸、八味丸等。其又引述戴思恭论述，精塞溺道之证，宜大菟丝子丸、鹿茸丸。至于小便不禁，赵献可认为多为虚证，虚寒多而实热少，强调虚证勿投泻火，以防顷刻危殆。对于虚寒之甚者，非八味丸不效。亦有热证，为肝火血虚，遵薛己之法，午前以补中益气汤加山药、山茱萸，午后以六味丸。

祁坤，字广生、愧庵，号生阳子，山阴人。其撰《外科大成》，分述多种外科病症的诊治，间附验案，辨证详明，治法丰富，是中医外科重要的参考书，亦成为清代官修医学教科书《医宗金鉴·外科心法要诀》之基础。

对男性专科疾病的论述，散在分布于书中。其于《外科大成》总论详列痈疽脉象，并对外科疾病中常见的脉象证机，以歌诀形式做出相应分析，其中载"革脉形如按鼓皮，芤弦相合脉寒虚"，同时指出男子营虚或梦遗等证可出现此种脉象。书中列家传西圣膏，发挥穴位贴敷特色，此方通过辨证选穴，贴于局部，可治内外妇儿诸疾，且针对遗精白浊等疾病，可应用该方选取阴交、开元等穴敷贴。贴敷时需注意"凡内外诸症，贴之必用热布熨之……汗出为度"。祁氏对于疾病变证，亦时时在意，如对于痔疮患者可引起遗精，祁氏认为此多由寒凉药物过度使用所致。并针对此种情况，给出治疗手段，当从补法，宜补漏丸。

对体虚致病，列先天大造丸，言"此丸能补一切气血虚羸、劳伤内损及男妇久无嗣息者，并有奇验"，为男科虚劳疾病及不育症提供思路。

对挺长而不收阴挺者，祁坤认为伤于热也，法当清之，以小柴胡汤为基础，加黄连、黄柏。除内服药物外，其亦注重内外同治。针对茎中坚，君以青皮，佐以风药，洗以芒硝、荆芥，敷以文蛤末，用丝瓜汁调涂。

对囊痈其认为由肝肾阴虚、湿热下注所致，治当以补阴为主，清热渗湿之药佐之，常内外同治。其列举失治误治所导致的后果："内外得法，旬日可瘥。若攻其毒，则阴道愈虚。投淡渗之药，则真阴愈损。虽少壮者，多成痼疾，况虚弱者乎。更误作疝治，投以热药，必难收敛. 以至脓清脉大者不治。"并与疝气相鉴别。另列卵子瘟，采用灸法治疗，"宜灸肩尖穴，七壮或九壮，即愈。患左灸右，患右灸左"，极具特色。

对于阴痿者，其从肝肾考虑，认为"耗散过度，伤于肝也""肾脉大甚为阴痿""太阴司天，湿气下临，肾气衰而不举也"，并列柴胡胜湿汤及固真汤治疗。

对于疳疮，其指出本病当属肝督肾三经。病机以肿痛寒热为标，肝肾阴虚为本。此病或由房术涂抹所致，或由志欲不遂所致，或由野合、阴器不洁所致。列举下疳、蛀疳、袖口疳、鸡瞪疳、瘙疳等类型，载方龙胆泻肝汤、芦荟丸、八珍汤、补中益气汤、六味地黄丸、清肝渗湿汤、二子消毒散等，标本兼顾。另有马口旁有孔如棕眼，眼内作痒，捻之有微脓出者，其名镟根疳，指出其病机为肝肾阴虚、湿热下注，以加味逍遥散、六味地黄丸久服治疗。"疳久未愈，便毒复生者，内有梅毒也，宜先解毒，毒尽则疳愈。"对于梅毒，其分精化与气化2种类型，总由湿热邪火所致。对于世医运用水银等劫药所造成的后遗症，其认为"非关患者之不明，实由医者之所赠也"。当先审其受病之原，观其发病之所。壮实者以解毒为主，虚弱者必兼补为规。告诫"慎勿妄求速效，仍取自误"。

三、清代

清代的中医学教育在官办上主要承袭宋、明以来的制度，中央设立太医院，政府医教由太医院掌管。同时还在太医院内设教习所由御医、吏目教授学生。学习的课程有《黄帝内经》《伤寒论》《本草纲目》等，以及各专科医著。《医宗金鉴》刊行后，也随即作为医学教科书一直沿用到清代末年。此外，清代的地方医学分府、州、县三级，府医学设正科、州医学设典科、县医学设训科，三科都由医士担任，并分管地方医政、教习等事务。但总体来看，清代已经处于封建社会的没落时期，加之清政府对医教不够重视，清代的医学教育已不复历代的兴盛。至鸦片战争后，清政府国势衰微，政府腐败，民族矛盾、阶级矛盾日渐尖锐，传统的医学教育已是每况愈下。至同治五年（1866年），官办的医学教育已处于崩溃的边缘。在西方教育思想的影响和西方医学的冲击下，中医教育从最初的官办走向民间，从太医院教习厅到中医书院、学堂、学会等多样化发展，以及民间师承教育的持续兴盛，客观上构建了中国中医教育的近代模式。

随着时代的变化发展，中医男科学的诊疗水平得到了进一步的提高，中医男科学的著作也有了很大的发展与进步，中医男科学的现代雏形基本形成。这一时期比较有代表性的著作有《疡科心得集》《阳痿论》等。《疡科心得集》中载有肾岩翻花，这是对阴茎癌的详细阐述，说明对男科疮疡、瘘管类疾病有了更为深入的了解和认识。《阳痿论》则是中医医学史上一部男科专病著作，系清末医家韩善徵所著，作者明确说明了将阳痿等同于阳虚是错误理论，认为阳痿病因多端，可分内因、外因、不内外因三门，大大丰富了阳痿的辨治体系。

主要代表医家及贡献：

陈士铎，字敬之，号远公，别号朱华子，又号莲公，自号大雅堂主人，山阴人，清初医学家。他对中医男科学的影响主要体现在他的著作《辨证录》中。他在书中详细论述了阳痿、早泄、遗精、滑精等多种男性疾病的病因、病理及治疗方法，为中医男科学的发展做出了重要贡献。

首先，陈士铎强调了男科疾病与整体病理的关系，具有辨脏腑而明病机的学术思想。他认为男科疾病的发生与人体内部脏腑的功能失调有关，因此治疗男科疾病需要从整体出发，调理脏腑功能，以达到治疗的目的。

其次，陈士铎提出了平水火以交心肾的治疗原则。他认为男科疾病的发生与心、肾两脏的关系最为密切，因此治疗男科疾病需要调整心、肾功能，使水火既济，达到阴阳平衡的状态。

此外，陈士铎在《辨证录》中详细论述了多种男性疾病的治疗方法。以下是他对几种常见男性疾病的治疗方法总结。

对于阳痿，陈士铎在《辨证录》的阴痿门中详细论述了阳痿的多种证型，包括心气不足、脾胃阳虚、心火闭塞、心包火衰、肝气郁滞等，并针对不同的证型提出了相应的治疗方案。对于心气不足引起的阳痿，他提出采用上补心而下补肾，微温命门的治法，并给出了方剂起阴汤，药物组成有人参、白术、巴戟天、黄芪、五味子、熟地黄、肉桂、远志、柏子仁、山茱萸。对于脾肾阳虚引起的阳痿，他主张采用补先天命门之火，更补后天脾胃之土的治法。对于早泄、遗精、滑精，陈士铎均认为多由肾虚精关不固所致，治疗宜补肾固精。此外，对于其他男性疾病，如前列腺炎、前列腺肥大等，陈士铎也提出了相应的治疗方法。例如，对于前列腺炎，他提出了利水祛湿、活血化瘀等方法，并建议使用瞿麦、萹蓄、木通、车前子等草药进行治疗。

总之，陈士铎的《辨证录》对中医男科学的发展产生了深远的影响，他的学术思想和治疗方法至今仍对中医男科临床具有指导意义。

孟蔚，字经国，号不病人，会稽人。其所著《仁寿镜·宜男集卷二》记载其种子思想。提出"劝人行善，所以培其本也；教人节欲，所以裕其源也；胪列方药，使人一览了然，所以补其偏而救其弊也"，为种子不二法门。其认为种子成败，在于人为，尤其重视自身修养对生育的重要性。"仁者，生之德，是以草木蔬谷百果之核，名之曰仁。"无子之疾，非全天定，亦由人心自致。心不存仁则为无子，故不论男子妇人，俱当修身修德，多行善事，为人宽厚，事事造福，如此则不艰于子嗣。

其重视男子在生育过程中扮演的作用，批评世俗"专责之妇人者，抑独何欤？"他认为生子重在男精，指出男子诸病，多由淫欲无度，或醉饱行房，或热药助长，或思虑忧愁，或惊恐郁结，或持强久战引起，以致真阳耗散，肾虚精少，不能融结成胎。因此，他强调寡欲在种子过程中的突出地位，其亦将欲望分为性欲和情欲，清心寡欲，蓄精以种子，寡欲以保精，积精养气，如此才能孕育新生。精血同源，保精寡欲之时，损血之事当戒，譬如目劳于视、耳劳于听、心劳于思等。怒则伤肝，相火动则疏泄，用事而闭藏不得，故当控制自身情志，平心静气，不仅为种子之良方，亦为摄生之真诀。

他同样列举了诸多种子要诀，告诫后人当注意择时择地、受孕之时禁忌、饮食情志、补肾调经、置妾选种、谨防暗产等方面。他的种子思想，对当今男性不育症诊治具有积极意义，除对患者临床诊断治疗外，更需要对患者加以教育引导，提高受孕概率。

他认为对于无子之疾病，方药为治病之手段，但并非千篇一律，必当因人而异，不得执迷偏方。其在方药列举上，承《妇人大全良方》《济阴纲目》《丹溪心法》《证治准绳》等诸多著作，多用熟地黄、当归、川芎、香附等药物，根据精虚、阴虚、阳虚等，视具体情况加以灵活辨证。

高鼓峰，名斗魁，是清代鄞县的名医，生于明天启三年（1623 年），卒于清康熙九年（1670 年）。他致力于医学研究，尤其深入钻研《灵枢》《素问》等医学经典，并广泛吸收张、李、朱、薛等医家的学说，形成了自己独特的医学体系。

高鼓峰的著作《四明心法》是他的代表作之一，该书于清雍正三年（1725 年）刊行。在这本书中，高鼓峰根据自己的临床经验，详细阐述了诊断方法、脉象解读、二十五方主症、方剂理论，以及内科、妇科、儿科常见病症的辨证施治。他的治疗方法特别注重五脏生克关系，并以此为基础创立了二十五方主治五脏疾病的理论。其中，他特别重视肾脏的养护，并提出了七味饮、滋肾生肝饮、生金滋水饮等方剂。

高鼓峰在《四明心法》中提出的肝病三方——疏肝益肾汤、滋水清肝饮、滋肾生肝饮，被誉为"水中疏木"，是其独特治疗理念的体现。这些方剂在临床实践中被广泛应用，并收到了显著的效果。

四、民国

自鸦片战争爆发至新中国成立的百年间，受帝国主义侵略与封建思想残余的双重影响，具有东方传统文化特色的房中术趋于消亡，男科学的发展也受到了严重阻碍。然而，即便如此，男科学的研究仍能在某些方面取得一定成果，如唐容川在《血证论》中对男科生理、疾病的讨论；秦伯未《清代名医医案精华》中收录的男科疾病医案等。这些成果虽不显眼，却为后世男科学的发展提供了宝贵的参考与借鉴。同时，中西汇通学派的代表人物如唐容川、张锡纯等也在其著作中广泛涉及男科问题，为男科学的现代化研究奠定了基础。

主要代表医家及贡献：

张山雷，是清末至民国时期的一位著名医学家，出生于江苏嘉定。他因母病开始学医，先后随多位名医学习内科和外科，并得到朱阆仙的指点，学识精湛。他不仅在中医方面有深厚的造诣，也对中医教育做出了贡献，曾在浙江兰溪中医专门学校担任教务主任。

张山雷的医学著作丰富，其中包括《难经汇注笺正》《中风斠诠》《疡科概要》等。他在男科方面也有许多独特的见解和贡献，被认为是中国男科学的重要先驱之一。他详细论述了男科疾病的病因、病机和诊断方法，并对男性生殖器官的各种疾病进行了深入的研究。

首先，张山雷对男性生殖器官的生理和病理进行了详细的描述。他通过对古代文献的深入研究，结合自己的临床经验，对男性生殖器官的构造、功能和疾病进行了全面的阐述。他特别强调了肾与生殖器官之间的关系，认为肾脏的功能对于男性生殖健康至关重要。

其次，张山雷对男科疾病的诊断和治疗进行了深入的研究。他主张通过望、闻、问、切等多种方式进行诊断，并根据不同的疾病采取不同的治疗方法。他提倡使用中药治疗男科疾病，并提出了许多有效的方剂和方法。

此外，张山雷还强调了预防男科疾病的重要性。他主张通过合理的饮食、适当的锻炼和良好的生活习惯来预防男科疾病的发生。

总之，张山雷为中医男科学的学科发展做出了杰出的贡献。他的思想和经验对后世中医男科学的发展产生了深远的影响。

五、现当代

新中国的诞生，为我国科学文化领域的蓬勃发展奠定了坚实的基础。党和政府高度重视并积极推进中医药事业的复兴与发展，促使中医行业实现了跨越式的发展。在长沙马王堆汉墓考古发掘中发现的珍贵帛书、竹简及木简资料，包括《十问》《合阴阳》《天下至道谈》《养生方》和《杂疗方》等重要文献，为现代中医男科学的研究与进步提供了极为宝贵的历史参考，已成为该领域及中医性医学教育不可或缺的经典读物。

随着改革开放的序幕拉开，中医学与西医学交融沟通，中医男科学与西医男科学融汇交叉，传统认知与解剖结构相结合，传统思维与时代背景相适应，共同构建了现代中医男科学的理论体系及框架。

中医男科学的学科体系形成于20世纪80年代。王琦、曹开镛等学者从临床实践和理论构建两方面创建中医男科学，于1988年主编出版我国第一部男科系统专著《中医男科学》，标志着中医男科学学科的诞生。此后主编的《中华中医男科学丛书》进一步完善了中医男科学的内容，标志着中医男科学基本理论体系的构建和诞生，推动了整个学科的形成与发展。随后出版的《男科纲目》（徐福松、黄馥华合著）、《实用中医男科学》（秦国政编著）、《王琦男科学》（王琦主编）等专著进一步构建、丰富、充实和发展了中医男科学的理论内涵。中医男科学专著的面世，标志着中医男科学学科正式从中医临床学科中独立出来，也标志着中医男科学学科体系的形成。中医男科学学科体系形成后，围绕中医男科学出版的论著日益增多，不断完善着中医男科学学科体系。

1985年，中华医学会内分泌学分会成立男性学组。中华医学会泌尿外科分会于1990年4月成立了男科学组；而1990年浙江省在鲍严钟的发起下，成立了浙江省中医药学会男科分会。在浙江省中医药学会的领导下，经过历任主委和委员们的共同努力，浙江具有了较为健全和广泛代表性的现代中医男科学学术组织，为中医男科学的发展奠定了基础。近年来，中医男科学领域的学术会议频繁召开，这些会议汇聚了全球各地的专家学者，共同探讨男科医学的传承与创新。

附：浙江省中医药学会男科分会简介

1. 历届委员会简介

第一届委员会（1990）

主任委员：鲍严钟

副主任委员：赵国仁

委员：许子春、吴近曾、何益新、陈子胜、钱菁、高秋松

第二届委员会（1996）

主任委员：鲍严钟

副主任委员：汪明德、赵国仁、高秋松

委员：庄连奎、吴佰聪、何益新、汪明如、沈有庸、陈子胜、陈伟民、郑佑君、诸希坚、黄之光、崔云

第三届委员会（2001）

主任委员：鲍严钟

副主任委员：汪明德、沈有庸、欧春、郑佑君、赵国仁、高秋松、崔云

委员：马浩、马向明、王庆相、朱克明、朱庭舫、许振、许强华、孙中

明、牟吉荣、李学兴、吴卯卯、吴佰聪、何益新、应明楼、宋力伟、张荣坤、张柏庆、陈少鸿、陈伟民、邵武义、金良彪、周光军、单洋淼、黄之光、黄健戈、童洪伟、蔡向群

第四届委员会（2011）

名誉主任委员：鲍严钟

顾问：沈有庸、赵国仁、高秋松

主任委员：崔云

副主任委员：丁彩飞、吕伯东、戎平安、汪明德、陈伟民、欧春、谢作钢

常务委员：丁彩飞、吕伯东、戎平安、汪明德、陈伟民、欧春、崔云、谢作钢

委员：丁彩飞、马向明、王小林、王颖斌、邓永诚、叶文伟、吕伯东、庄连奎、戎平安、牟吉荣、许振、严仲庆、何益新、宋力伟、岑柏春、张荣坤、李学兴、杨正家、汪明德、陈少鸿、陈伟民、陈成博、陈建伟、陈建和、周光军、欧春、郑珉、郑佑君、金东明、赵强、柴科远、徐丹、徐新建、徐惠华、崔云、康胜泰、黄之光、黄向阳、黄晓军、程旭、谢作钢、谢炳銮、裘顺安、蔡珂、樊晓明

第五届委员会（2016）

顾问：汪明德、欧春

主任委员：崔云

副主任委员：戎平安、陈伟民、陈建伟、黄晓军、谢作钢、谢俊明

常务委员：丁彩飞、孙洁、戎平安、牟吉荣、宋力伟、陈伟民、陈成博、陈建伟、崔云、梁慧、黄向阳、黄晓军、程旭、谢作钢、谢俊明

委员：丁彩飞、王巧明、王颖斌、叶文伟、任黎刚、吕伯东、孙洁、孙国东、戎平安、池圣亮、牟吉荣、许振、何旭锋、宋力伟、岑柏春、应向荣、张帆、张晓、李学兴、杨正家、陈小敏、陈伟民、陈成博、陈建伟、陈静辉、单立峰、周光军、金东明、姚光飞、徐丹、高涛、崔云、梁慧、黄之光、黄向阳、黄晓军、程旭、程斌、蒋健航、谢作钢、谢俊明、谢炳銮、裘顺安、蔡珂、蔡新建、谭洪鳌、魏任雄

第五届青年委员会（2017）

主任委员：崔云

委员：过晓强、朱千三、朱长庚、许浩、吴骏、张杰、张孝旭、陈旺强、郑军状、钟达川、娄江涛、祝智宇、贾占东、黄奉献、曹晓丹、章志恩、陈盛镱

第六届委员会（2023）

名誉主任委员：崔云

顾问：丁彩飞、牟吉荣、宋力伟、陈伟民

主任委员：谢作钢

副主任委员：戎平安、孙洁、陈建伟、陈望强、黄晓军、谢俊明

常务委员：王颖斌、孙洁、戎平安、吴骏、陈成博、陈建伟、陈望强、段跃、梁慧、黄向阳、黄晓军、程旭、谢作钢、谢俊明

委员：王修、王颖斌、戎平安、任黎刚、池圣亮、许振、许浩、孙彦、孙洁、杨浩、吴骏、岑柏春、何琪、何旭锋、余谦、应向荣、张杰、张晓群、陈小敏、陈成博、陈建伟、陈望强、陈静辉、邵梅、赵宏利、段跃、祝智宇、姚光飞、徐旻、高涛、黄向阳、黄晓军、章志恩、梁慧、蒋健航、程旭、程斌、程沅琪、谢作钢、谢俊明、谢炳銮、裘顺安、蔡新建、魏任雄

秘书：方跃坤

2. 重大事件和活动

1990年10月11—13日，浙江省中医学会男性学专业委员会首次学术交流会暨男性学专业委员会成立大会在浙江省卫生系统培训中心召开，来自全省11个地区共47名代表参会。会议共收到学术论文31篇。会议统一制订了"精液常规检验正常值"这一临床应用标准，在民主协商、推荐的基础上，由浙江省中医学会张泳泉秘书长宣布了首届中医男性学专业委员会组成人员。

1991年8月6—8日，浙江省中医学会男性学专业委员会第二次学术交流会议在奉化召开，来自全省各地的56名代表参会。会议共收到学术论文32篇，评选出优秀论文7篇。

1992年10月14—16日，浙江省中医学会男性学专业委员会第三次学术交流会在建德召开，来自全省各地的26名代表参会。会议共收到学术论文21篇。

1993年4月23—26日，全国第四届中医男性学学术研讨会在奉化召开，我省代表39人参会。

1994年6月26—28日，浙江省中医学会男性学专业委员会学术年会在义乌召开。

1995年6月19—22日，浙江省中医学会男性学专业委员会学术年会在岱山召开。会议还根据学会的工作安排，研究了下一届专业委员会的换届有关事项。

1996年6月28—30日，浙江省中医学会男性学专业委员会第二届换届会议在杭州市召开。会议共收到学术论文12篇。本次会议在1995年岱山会议的基础上，征得各地（市）中医学会及有关部门和候选人所在单位的推荐，选举了第二届浙江省中医学会男性学专业委员会组成人员。

此后，1997年在新昌、1998年在杭州、1999年在天台、2000年在湖州，分别召开男科学学术年会。

2001年6月20—23日，浙江省中医学会男性学专业委员会变更为浙江省中医学会男科分会，第三届换届会议在宁波召开，共49位代表参会。会议共收到论文19篇。本次会议在2000年湖州会议后，征得各地（市）中医学会及有关部门和候选人所在单位的推荐，选举产生了第三届男科分会组成人员。

此后，2002年在杭州、2004年在温州、2005年在杭州、2006年在象山、2007年在新昌、2008年在天台、2009年在杭州、2010年在桐庐，分别召开男科分会学术年会。

2011年7月1—3日，男科分会学术年会暨继续教育研讨班在慈溪市召开，来自全省各地共50位代表参会。代表们就我省男科的发展、男科相关疾病的诊断与治疗及其进展，特别是如何运用中医辨证论治等专题进行了热烈的讨论，畅谈学术见解，讲述临床经验，交流治疗体会。本次会议在浙江省中医药学会的主持下进行了第四届分会的改选。

2012年12月7—9日，男科分会学术年会暨国家级继续教育学习班在宁波举办，共112名代表参加。本次大会共收到论文36篇，评选出优秀论文9篇，其中一等奖1篇，二等奖2篇，三等奖6篇。本次会议特邀北京协和医院李宏军教授和广州中医药大学附属深圳中医院陈德宁教授分别作了《男性不育治疗策略》和《中医男科学科建设实践与探索》的专题报告。鲍严钟、崔云、丁彩飞、汪明德、欧春、谢作钢、陈建伟、王庆相分别作了专题讲座。

2013年12月13—15日，男科分会学术年会暨国家级继续教育学习班在温州举办，共有104名代表参加。本次会议邀请到了北京中医药大学东方医院贾玉森教授，上海交通大学仁济医院李铮教授，副主委吕伯东教授，主委崔云教授，副主委欧春、谢作钢等国内著名男科专家作专题讲座，内容涉及男科疾病的国内外最新进展、经方治疗男科疾病的理论体系及治疗特点等。会议期间召开了男科分会委员会议和常务委员会议，总结2013年工作及布置2014年工作计划，并讨论新增委员候选人和青年委员候选人等事宜。本次会议共收到论文22篇，推荐4篇进行大会交流。

2014年12月5—7日，男科分会学术年会暨国家级继续教育学习班在岱山举办，来自全省115名代表参加会议。本次会议特邀了北京中医药大学东直门医院李曰庆主任、李海松主任，河南省中医院孙自学主任，南京中医药大学男科研究所金保方主任，浙江省中医药学会男科分会主任委员崔云，浙江省计划生育科研所姚康寿主任分别作专题报告。会议共收到学术论文42篇，并推荐优秀论文进行大会交流。

2015年12月4—6日，男科分会学术年会暨国家级继续教育学习班在慈溪召开，来自全省11个城市的105名代表参加。会议特邀中华中医药学会男科分会主委秦国政、湖南中医药大学何清湖教授团队、学会男科分会主任委员崔云等作专题报告，省内其他专家吕伯东、欧春、丁彩飞、戎平安、陈伟民、谢作钢、陈建伟、牟吉荣等分别作了专题讲座。本次会议收到论文48篇，并推荐进行大会交流。

2016年11月14—16日，男科分会学术年会暨国家级继续教育学习班在杭州召开，来自全省11个城市的87名代表出席了会议。会议共收到专家讲座和论文52篇。大会评选出优秀论文6篇，其中一等奖1篇，二等奖2篇，三等奖3篇。会议期间，男科分会举行了第五届委员会换届选举会议。会议采取等额、无记名投票的方式选举产生了15名常务委员和6名副主任委员，崔云当选为新一届委员会主任委员。

2017年11月30日至12月1日，男科分会学术年会暨国家级继续教育学习班在新昌召开，来自全省11个城市的107名代表参加了会议。本次会议特邀国家"973"首席科学家、全国首届名中医范永升教授，浙江中医药大学附属宁波中医院崔云教授，浙江中医药大学附属第一医院江少波教授等专家分别作了《研究上火的思路及其防治》《男性不育研究新进展与展望》和《男科疾病与心理健康》等专题报告。本次大会收到论文36篇，内容涉及临床研究、实验研究、经验交流与综述及其他四个板块，评选出优秀论文6篇，其中一等奖1篇，二等奖2篇，三等奖3篇，并进行大会交流。

2018年5月，在男科分会的组织下，由陈成博领队十多位医务人员组成的义诊医疗队，赴北麂岛开展义诊活动。谢俊明、黄晓军、谢作钢等，分别在杭州、温州开展了科普和义诊等活动。11月29日—12月1日，男科分会在杭州隆重召开"2018年浙江省中医药学会男科分会学术年会暨国家级继续教育学习班"，来自全省11个城市的92名代表出席了会议。本次会议特邀全国名老中医药专家方剑乔教授及其他10余名著名学者作了精彩的学术报告。本次大会收到论文 28 篇，评选出优秀论文 6 篇。

2019 年 11 月 18—20 日，男科分会学术年会在南孔圣地衢州市开化县隆重召开，来自全省 11 个城市的 97 名代表出席了会议。会议共收到专家讲座和论文 48 篇。本次会议特邀浙江省中医药学会王晓鸣教授作了《浙江中医学术金名片——"浙派中医"》的专题报告，介绍了"浙派中医"的由来、特色及系列巡讲；浙江中医药大学李昌煜教授作了《中医药科研选题思路与申报方法》的专题报告；浙江中医药大学附属宁波中医院崔云教授等亦分别作了专题报告，报告涉及面广，内容深刻，深受与会者的赞许。

2020 年 12 月 21—25 日，男科分会学术年会在"准到直播平台"顺利召开，共有 101 人观看线上会议。会议共收到专家讲座和论文 65 篇。本次会议特邀北京中医药大学东直门医院李海松教授作了《男科抑郁焦虑识别与处理》的专题报告，河南省中医院孙自学教授作了《难治性慢性前列腺炎中西医结合治疗的思路和方法》的专题报告，深受与会者的赞许。

2021 年 12 月 22—24 日，男科分会学术年会在"浙江中医药学会云课堂平台"顺利召开，共有 90 人观看线上会议。会议共收到专家讲座和论文 56 篇。本次会议特邀云南省中医院秦国政教授作了《不育症中医辨病与治疗思路及预后评估》的专题报告，北京中医药大学东直门医院李海松教授作了《中国男性生育力下降状况、相关影响因素及治疗》的专题报告，河南省中医院孙自学教授作了《中西结合治疗死精症不育的思路与方法》的专题报告，东南大学附属中大医院金保方教授作了《遗精前状态——功能性不射精治疗新理念》的专题报告，北京中医药大学深圳医院毕焕洲教授作了《早泄从神论治》的专题报告。

2022 年 12 月 22—24 日，男科分会学术年会在"浙江中医药学会云课堂平台"顺利召开，共有 81 人观看线上会议。会议共收到专家讲座和论文 49 篇。本次会议特邀云南省中医院秦国政教授作了《对不育症诊断与治疗几个问题的思考》的专题报告，河南省中医院孙自学教授作了《中西医结合治疗死精子症不育的思路和方法》的专题报告，东南大学附属中大医院金保方教授作了《腰骶源性男科疾病诊断与对策》的专题报告。

2023 年 12 月 25—27 日，男科分会学术年会在杭州召开，共收到专家讲座和论文 38 篇。大会邀请国家"973"首席科学家、全国首届名中医范永升教授，《浙江中医杂志》主编陈永灿教授作专题报告。浙江中医药大学附属宁波中医院崔云教授等亦分别作了专题报告。

3. 医疗机构

浙江省中医院男科

中西医结合男科是20世纪80年代初，国内迅速发展的新兴学科，其范围包括泌尿科、中医科、妇科、免疫、心理学等学科领域。该科室的发展是浙江省中医院在男科领域内综合实力的体现。

浙江省中医院有90余年发展历史，历代名医辈出，在男科领域也多有建树。早在20世纪40年代，毛咸院长曾在医院大力减免费用为百姓治疗性病。

中国著名的外科和泌尿科专家王历耕，在20世纪40年代末担任院长期间，为医院的泌尿科发展打下了良好的基础。1949年11月，王历耕、李伦、朱振亚医师为一中学校长成功进行了前列腺癌手术，轰动国内；医院化验科，早期就进行了精液常规等检测；特别是国家级名老中医裘笑梅在20世纪60年代末提出了不孕不育症的"男女同治"理念，进一步提高了不孕不育的治疗水平，也直接加速了医院男科的发展。

另外医院在20世纪70年代初就开展了液氮冰冻治疗外生殖口尖锐湿疣的项目，楼彦则主任在外科门诊治疗区域成立了诊治前列腺炎的中西医结合门诊。

20世纪80年代末，在著名老中医鲍严钟、鲁贤昌的带领下，陈子胜、欧春等总结学科临床经验制订了男科院内中药制剂，如前列腺一号复方颗粒，在慢性前列腺炎的治疗中发挥着极其重要的作用，效果非常理想。前列腺一号复方颗粒已成为院内制剂并在全省推广。另外，科室系统诊治男性生殖各类疾病，尤其对男性不育症采用系统归档治疗。其中"尿三杯"试验诊断"慢性前列腺炎"曾有200例临床实例。

20世纪90年代在男科蓬勃发展的基础上，江少波主任团队开展输精管吻合术，通过输精管精囊造影术及经输精管穿刺给药术，在慢性前列腺炎、精囊炎的诊治中取得了很好效果。该团队通过阴茎海绵体造影术及药物介入术，以及阴茎血管多普勒血流动力学的研究，对男性勃起功能障碍的血管异常进行鉴别及治疗，并在此基础上，行阴茎静脉结扎术，以及经腹壁下动脉，阴茎背深静脉转流术治疗血管性阳痿。21世纪初，该团队又开展了隐匿性阴茎改良手术，大量诊治隐匿性阴茎，并在全省范围推广手术。

2016年起，江少波主任担任浙江省中西医结合男科分会主任委员，带领全省领域的专家全省巡回讲座，进行手术指导，设立专家门诊；他运用中医、西医等手段，为推动中西医结合男科专业的发展，发挥了重要作用。江少波主任也因此被评为浙江省医师协会男科专委会首届优秀医师、浙江省中西医结合男科专委会优秀工作者。

2018年以来，以谢俊明主任、裘顺安主任为代表的中医男科新生力量团队，在继承了前辈丰富的中医、中西医结合诊治男科疾病经验的基础上，以中医治未病思想为核心理论，发挥中、西医学的各种临床技术，充分运用现代康复技术，积极运用互联网技术服务各类男科病友，在国内已形成了鲜明的诊疗特色，具有一定的学术影响力。

谢俊明主任自2018年起担任了浙江中医药学会男科分会副主任委员，在崔云主任委员的带领下积极投身专科分会的建设，参加首部中医男科学本科教材的编写工作，2022年又完成了该教材的再版编写工作，担任中华中医药学会第六、第七届男科分会的常务委员。

浙江省中医院男科领域的各项临床、学术、教学工作，经历了几代人的不懈努力，正迈着时代的步伐，以中医、中西医结合的诊疗特点为社会提供优质高效的医疗服务，同时在学科建设、临床研究等方面亦将取得更丰硕的成果。

杭州市余杭区妇幼保健院（2021年改为临平区妇幼保健院）

中医男科负责人黄向阳，科室成员有陈超、吴亮、张海鹏、吴红军等。护理部护士长俞香花。检验科主任乔悦。病理科主任刘水龙。

宁波市中医院男科

宁波市中医院男科由第六批全国老中医药专家学术经验继承工作指导老师、浙江省名中医崔云教授创立，为浙江省中医药重点专科和宁波市首批重点中医特色专科，国家中医优势专科、宁波市医学重点学科（中西医结合外科学）重要组成专科。2022年，年门诊量4万余人次。科室主要擅长病种有：男性不育症、性功能障碍（勃起功能障碍、早泄、射精痛、逆行射精等）、前列腺及精囊疾病［前列腺增生、前列腺炎、前列腺特异性抗原（PSA）增高］、前列腺术后恢复（尿失禁、下肢水肿、血尿、血精、病理性遗精）、阴茎包皮疾病及美容整形、泌尿生殖系统炎症、泌尿系统小结石、男性亚健康及男科疑难杂病等。科室成员中正高级职称3人（崔云、郑武、冯奕），副高级职称1人（吴骏）。

崔云教授为二级主任中医师、教授，浙江中医药大学博士生导师，博士后合作导师，全国老中医药专家学术经验继承工作指导老师，宁波市首批名中医，浙江省名中医，崔云全国名老中医药专家传承工作室建设项目专家，宁波市杰出人才，宁波市有突出贡献专家，国务院政府特殊津贴专家，宁波市中医院原院长，中华中医药学会男科分会副主任委员，世界中医药学会联合会男科专业委员会副会长，浙江省中医药学会第五、六届外科分会副主任委员，浙江省中医药学会男科分会主任委员，宁波市医学会第五、六届男科分会主任委员。崔云教授从事中医、中西医结合外科和男科的临床、教学和科研工作40余年，曾获浙江省优秀医师奖、全国"郭春园式的好医生"、全国卫生计生系统先进工作者等荣誉称号，为国家中医优势专科、浙江省中医药重点专科男科、宁波市医学重点学科中西结合外科学术带头人。目前已培养博士后1名，博士6名，硕士40余人。

崔云全国名老中医药传承工作室在学术理念上首重辨证，深思明鉴。工作室提出精血运行不息、肝肾疏藏协调是男性生理基础，认为男科论治，须掌握辨证要点：明辨病证、分清性质；审证求因、抓住主因；辨明主证、掌握特征；详察病位、确定脏腑。医生在临床中，首先需要结合男科特有的精室、精候特点及微观辨证，才能达到辨证确切，切中病机，方证相合，处理得当。其次，医者要善用经方，汲取新知。"医必归醇正，药必切乎实用。"工作室倡导男科辨证处治用药，须医理得当，诊病详明，医者要能切病愈病，不在药之贵贱，情味之峻缓，力戒炫异标新，用违其度。其认为仲景之经方：因证立法、以法统方、配伍有制，男科运用，疗效确凿。医者临证须认真分析经方组方机制，明确男科证型，从辨证、辨病、药物、剂量、疗程等综合考虑，才能圆机活法，变通运用，以取药精效宏，一药多用之效。再者，医者应酌古准今，求平寻源。工作室宗《素问·举痛论》"百病生于气"及《素问·调经论》"血气不和，百病乃变化而生"之论，源《素问·至真要大论》"谨察阴阳所在而调之，以平为期"之说，对精液不液化致不育率先在国内提出"湿瘀蕴滞为患"的新学术观点，强调"湿、瘀、实"在男科疾病病因病机中的重要地位。工作室注重调畅气机，活用调气活血法，善用活血化瘀方药，主张所选药物多入肝经或肾经之品。其创新构建从经络、气血论肝肾同源主男性不育理论，对精索静脉曲张致不育倡立疏肝通络强精法；对阳痿从肝调治取效。诊治不育指导思想：益肾填精、活血化瘀、兼清湿热；用药特点：阴阳并调，补中有通，补中有清，以固本清源。

近年来，科室在崔云教授带领下获省部级、省厅级成果奖7项，主持研究国家自然科学基金面上项目1项、浙江省自然科学基金项目2项、厅局级课题8项。崔云教授以第一（通讯）作者在SCI、国家级和省级学术期刊发表论文200余篇，主编、参编出版学术著作12部，主编国家级、省级中医药继教项目培训班教材 10 部，作为副主编参与编写普通高等教育"十三五"规划教材、全国高等医药院校规划教材《中医男科学》，作为核心专家参与制订全国行业标准与规范（专家共识）14 项，并有创新性成果在全国较大范围内推广应用。

温州市中西医结合医院男科

1991 年，温州市中西医结合医院在原中医内科中开设男性专科。1999 年，男科独立建科，是温州市最早成立的男科，目前是温州市医学重点学科、温州市中医男科临床基地、温州市男科高级人才培养基地。2020 年成立谢作钢浙江省名老中医专家传承工作室，2023 年成立戴玉田名医工作室。

现有医师 6 人，其中高级职称医师 4 人，硕士 5 人。

特聘专家戴玉田教授，南京大学医学院附属鼓楼医院原男科主任，主任医师，医学博士，博士生导师，国际性医学学会（ISSM）执委，亚太性医学学会（APSSM）发展委员会主席，中国性学会常务副会长。

男科主任谢作钢主任中医师，硕士生导师，全国优秀中医临床人才，浙江省名中医，瓯越名医，第七届中华中医药学会男科分会副主任委员，第六届浙江省中医药学会男科分会主任委员，第二、第三届浙江省性学会性中医学专业委员会主任委员，首届温州市中西医结合学会男科专业委员会主任委员。

黄文彬副主任医师，第三届北京大学中国男科知名专家领军人才，师从著名男科专家李铮教授，中华中医药学会生殖医学分会委员，中国医师学会男科学分会委员，浙江省性学会性中医学专业委员会常务委员。

陈盛德副主任中医师，医学硕士，温州市中医高级师承人才，温州市中医"双鹰"人才，中华中医药学会生殖分会青年委员，浙江省中医药学会男科学分会青年委员。

徐潘副主任中医师，医学硕士，浙江省性学会性中医学专业委员会委员，浙江省中医药学会生殖医学分会青年委员。

欧洋帆主治中医师，医学硕士，温州市中西医结合医院中医经典研究所秘书长，中国中西医结合学会男科专业委员会青年委员，中华中医药学会生殖医学分会青年委员。

方跃坤主治中医师，医学硕士，中华中医药学会男科分会及生殖医学分会青年委员，世界中医药学会联合会儒医文化研究专业委员会常务理事，中华志愿者协会中西医结合专家志愿者委员会委员。

男科门诊开展中西医结合诊治前列腺疾病（前列腺增生、急慢性前列腺炎、前列腺结石等）、精囊疾病（精囊炎、精囊结石）、性功能障碍（勃起功能障碍、早泄、不射精、逆行射精等）、不育症、性病及更年期综合征等。男科病房收治勃起功能障碍夜间勃起诊断、急慢性前列腺炎、急性附睾炎、精囊炎（结石）诊治，以及睾丸扭转、阴茎异常勃起、精索静脉曲张及梗阻性不育症、生殖器整形等手术治疗患者。

男科设有男科实验室、男科中医特色治疗室。目前开设特色诊疗项目有：①开展精索静脉曲张显微结扎术、阴茎整形术、输精管结扎及吻合术、精囊镜检查等手术；②原创系列经验方，如前列腺 1～4 号方、生精 1～2 号方、兴阳颗粒、延射汤、助射汤、宁血汤等，配合中药外治（敷贴剂、涂剂、灌肠剂、肛栓剂）、穴位埋线、电生理治疗、电针、低能量超声波（Lipus）、生物反馈等技术手段，治疗慢性前列腺炎、早泄、不射精症、勃起功能障碍及少弱畸精子症等疾病；③开展精子 DNA 碎片检测、精浆或前列腺液系列生化检测、阴茎敏感度检测、阴茎勃起功能检测等多种先进诊断技术。

近年来，谢作钢教授主持省部级项目 1 项、厅局级课题近 20 项，发表论文近 70 篇（SCI 1 篇）；主编专著 4 部（《男科心悟》《男科经方手册》《养生有道话男科》《冯世纶男科师徒经方验案》）；主持国家级、省市级继续教育项目近 20 项。《不孕不育中西医结合治疗临床研究》获温州市中医重大疾病临床攻关项目。参与《阳痿病中医诊疗指南》《黄芪胶囊在良性前列腺增生临床应用中国专家共识》等制订工作。

年门诊量近 3 万人次，患者人群辐射浙南、闽北、台州、丽水等地，亦有部分省外患者慕名来诊，具有较高的社会知名度。

瑞安市人民医院中医男科

2001 年 12 月 1 日单独成立，经过多年发展，中医男科成为瑞安市人民医院特色科室。科室现有中医男性专科医师 2 人，其中主任中医师 1 人，主治医师 1 名。

主任中医师陈成博，男，汉族，中共党员，瑞安市名中医，曾任瑞安市人民医院中医科副主任，男科主任。现聘任为中华中医药学会男科分会委员，中国民族医药学会男科分会常务理事，浙江省中医药学会男科分会常务委员，浙江省性学会性中医学专业委员会常务委员，温州市中西医结合学会男科分会副主任委员，曾被聘为温州市中医药学会中医外科分会副主任委员。多次获得瑞安市卫生系统优秀党员称号，荣获第二届瑞安市十佳医生称号。

主治医师翁如意，男，现聘为温州市中西医结合学会委员，温州市中医药学会生殖专业委员。

科室运用三甲综合医院先进的现代化检测技术与独特的中医学理念，辨因、辨证、辨病多维结合，诊治男科各种病症。其中包括有不孕症、生殖健康咨询、男女性功能障碍、性传播疾病、性保健指导、性心理咨询，以及前列腺、睾丸、附睾、精索、精囊、尿道、阴茎、包皮、阴囊等性腺性器官器质性炎症性疾病及先天性异常疾病诊治服务。年门诊量约3万人次，多次受到病人好评，收到多面锦旗。

陈成博主任完成课题2项，温州市科技局和瑞安市科技局各1项，以第一和第二作者身份发表论文共20多篇，其中获温州市中医药学会优秀论文1篇和瑞安市科协局优秀论文三等奖1篇。

岱山县中医院男科

1992年8月岱山县中医院设立中医男科门诊，在2005年获得浙江省中医重点专科，2006年获得国家农村中医重点专科。目前，岱山县中医院男科共有医生5人，其中主任中医师3人，主治中医师2人。省名中医1人，舟山市名中医2人。开设专科病床10张。科室应用纯中医手段治疗阳痿、不育、前列腺疾病等各类男科疾病。其中，前列腺栓治疗慢性前列腺炎及启痿灵治疗心因性勃起功能障碍尤有特色，取得了较好的临床疗效。其中启痿灵外擦剂治疗阳痿在1992年底通过省级鉴定，1993获舟山市科技进步三等奖，被认为是中医内病外治基础上的发展与创新，居国内领先水平，填补了国内中药外用治疗阳痿的空白。

沈有庸主任中医师担任中医男科主诊医生，戎平安中医师跟师学习，1995年起，朱新平中医师加入男科门诊队伍，2012年於杰、2018年朱清分别加入中医男科队伍。随着业务的不断拓展，自2005年9月起开设了中医男科住院治疗，设置专科床位10张，归属内科病区管辖。护士长陈芬（兼内科病区护士长）。目前，男科逐渐发展成为一个拥有高级专业技术人员3名，中级专业技术人员2名的队伍。30年来，岱山县中医院男科不断进行科研与经验总结，发表专业学术论文20余篇。

沈有庸，本科学历，1992年9月至2004年8月任中医男科主任，科室创建者，主任中医师，浙江省名中医，第二批全国老中医药专家学术经验继承工作指导老师，浙江省中医药学会男科分会第三、四届委员会副主任委员。

戎平安，本科学历，2008年8月任中医男科主任至今，主任中医师，浙江省基层名中医，舟山市首届名中医，浙江省中医药学会男科分会第五、六届委员会副主任委员，现中医男科负责人。

朱新平，本科学历，主任中医师，舟山市名中医，自1995年入科室工作至今。

於杰，本科学历，主治中医师，自2012年入科室工作至今。

朱清，本科学历，主治中医师，自2018年入科室工作至今。

陈芬，主管护师，护士长。

第二章

浙派中医男科流派传承

第一节 师承男科流派（工作室建设）

　　"师承"是一种师徒传授、口耳相授的中医学习范式，强调的是一种学术和技艺的传承。师承不仅涉及医学知识的传递，还包括临床经验、治疗技巧及对经典理论等独到的理解和应用。明确的男科流派需要代表性的名医、名著和清晰的师承脉络三要素。具体而言，往往以某个有影响力的医学家为中心，围绕其学术思想和诊疗特色，形成具有一定影响力的学术团体和传承链条。

　　浙派中医大家云集，百家争鸣，诸多有重大影响力的医学家在男科疾病的预防、诊断和治疗方面做出了突出贡献，形成了独树一帜的男科医学流派，至今薪火相传。如朱丹溪提出了"阳常有余，阴常不足"的学术观点，并创立了滋阴降火的治法；张景岳阐发命门学说，指出"阳非有余，真阴不足"，在男科温补和摄生保养等方面有深入的研究和实践，他们的学术思想和治疗方法被后人继承和发扬，构成了浙派中医男科的源头活水。现代随着国家对中医药传承创新的不断重视和深化促进，各级、各地相继成立国家、省、市等名中医工作室，旨在通过这些平台促进中医药学术经验的传承和推广，保护好、利用好名医学术价值，挖掘名医学术特色，培养高层次中医药人才，从而推动中医药的发展。

　　男科是一门交叉学科，作为一名男科大夫，首先要精通内科、外科、妇科等学科，还要参考西医学，如内分泌科、泌尿外科、神经内科等，弄清基本化验指标，掌握基本的男科检查手段。不会检查，不懂化验的医生，不是一名完整的男科医生。男科医生需要把检查和化验应用到辨证论治中去，丰富专科内容，准确诊断，从而达到更好的治疗效果。正因男科学较之其他学科的特异性，通过师承男科流派的方式，更有助于实现男科专科知识的传承。

　　师承是中医知识体系得以保存和延续的重要方式，通过师傅对徒弟的直接教导，中医男科的经典理论、诊疗方法、方剂配伍等得以代代相传。医者在临床经验方面也会得到积累，中医男科的治疗很大程度上依赖于甚至决定于老师的临床经验，包括遣方用药的经验，也包括解读各项实验室指标的经验。男科学，与妇科相比是一门新兴的学科，男科学作为一门独立的学科是在1990年前后开始逐步分离，并在1995年正式确立的。所以在"师承"过程中，徒弟可以直接学习和吸收师父的临床经验，耳提面命，加速成长过程；在技术技能层面，中医男科有许多特殊的诊疗技术，如针对性选穴针灸、按摩、拔罐等，以及现代中西医结合新技术需要在实践中不断学习和磨炼。师承关系提供了一个实践和学习的平台，使得这些技术得以传承和发展。不能忽视的是，师承男科流派可以实现理论与实践相结合，师父在教导徒弟时，往往会结合自身临证心得，对理论知识进行阐释和应用，帮助徒弟更好地体察和运用中医男科的理论。在此基础上，师徒的学术思想得以递进，每个中医男科老师都有自己独特的学术思想和治疗风格，师承关系使得这些个性化的学术思想得以传承，丰富了中医男科的学术多样性，学生在受纳这些学术观点和理念时，也可以根据自身的感悟，内化出自己的学术和临证风格。最重要的是，师承男科流派对于职业操守和医德培养有着重要的关联。师承关系不仅仅是技术和知识的传授，更是医德医风的培养。师傅通过自己的言传身教，教育徒弟树立正确的职业操守和医德观念。这在浙派中医男科流派传承中潜移默化，影响深远。

1997年，沈有庸老先生收戎平安为徒，开启了首次中医男科的学术传承之路；后鲍严钟老先生培养了丁彩飞、孙忻等学术继承人并完成陈望强等人的带教工作。

2012年，在宁波市卫健委的主导下，崔云老师培养了宁波市第一批名中医药专家学术经验继承工作贾占东、孙彦、张帆、章志恩4名师承学术继承人。

2016年，崔云老师培养了宁波市第二批名中医药专家学术经验继承工作殷一红1名师承学术继承人。

2017年，作为第六批全国老中医药专家学术经验继承工作指导老师，崔云老师培养了郑军状、冯奕学术继承人，并通过考核。

2020年，崔云老师培养了宁波市第三批名中医药专家学术经验继承工作张蔚苓、刘宏飞、吴骏3名师承学术继承人。

2019年，谢作钢老师完成对章洪的师带徒。

2020年，谢作钢老师建立浙江省名老中医专家传承工作室，于2021年培养了王啸南，2024年培养了阮屹洲作为其学术继承人。

第二节　院校教育（课程的开设、研究生的教育）

一、本科教育

自从 1953 年浙江中医药大学的前身浙江省中医进修学校创建以来，就一直对中医专业学生开设"中医外科学"课程。中医男科学相关知识是《中医外科学》的重要教学内容之一。至 2012 年为止，并没有开设任何专门的中医男科学课程。

2012 年秋季开始，由浙江中医药大学第三临床医学院的孙洁老师在全校首次开设了"中医男科学"的公共选修课。授课对象为全校本科阶段各专业的学生，每周开课一次，共计 24 个学时。该课程作为公共选修课，对前置课程没有要求，选课学生也来自包括中医学专业在内的各个专业，非医学相关专业的选课人数往往占到一半以上。因此，课程的讲授实际上是以"科普"为主，主要目的是使选课学生能对"中医男科学"有初步的了解，并借此了解中医认识世界的方式。2016 年，孙洁老师应邀参加第一届全国中医男科师资培训班，并作了题为《公选课背景下的中医男科学授课经验》的演讲。"中医男科学"选修课现仍在开设中。

自 2016 年起，宁波中医院的崔云老师，浙江中医药大学第一、第三临床医学院的谢俊明、孙洁，温州市中西医结合医院的谢作钢老师等多次参与《中医男科学》本科教材的编写工作。

二、研究生教育

浙江省中医男科学的研究生教育起始于 21 世纪初。2002 年，浙江中医药大学第一临床医学院的刘树硕教授首先开始招收中西医结合泌尿外科硕士研究生。虽然二级学科是泌尿外科，但刘教授的主要研究方向是前列腺疾病，实开浙江省中西医结合男科研究生教育之先河。2006年，浙江中医药大学第二临床医学院的吕伯东教授也开始招收中西医结合男科方向研究生，2015年开始招收博士研究生，其主要研究方向为男性性功能障碍及阳痿。2004年，浙江中医药大学第三临床医学院、宁波市中医院崔云教授开始在中医外科学专业招收中医男科方向硕士研究生，2011年开始招收中医男科方向博士研究生和博士后。至此，浙江中医药大学的三个临床医学院均已开展中医或中西医结合男科研究生的教学工作。表1为浙江省中医与中西医结合男科研究生导师概况。

表1　浙江省中医/中西医结合男科硕士研究生导师概况

部系	专业	导师	主要方向
第一临床医学院	中西医结合泌尿外科	刘树硕	前列腺疾病
第一临床医学院	中西医结合泌尿外科	江少波	男科疾病
第一临床医学院	中西医结合泌尿外科	裘顺安	前列腺增生
第二临床医学院	中西医结合泌尿外科	吕伯东 §	阳痿
第二临床医学院	中西医结合泌尿外科	黄晓军	阳痿
第二临床医学院	中西医结合泌尿外科	马寅锋	阳痿
第二临床医学院	中医外科学	谢作钢	男性不育
第三临床医学院	中医外科学	崔云 §	男科疾病/男性不育
第三临床医学院	中医外科学	孙洁	男科疾病/名老中医经验传承

注：§ 同时为博士研究生导师。

截至2023年，已经至少有9位导师承担中西医结合、中医男科的研究生培养工作，培养男科硕士、博士70余位（包括研究生在读），其中多数为专业型硕士，极大地充实了浙派中医男科医师队伍。

从研究生毕业选题来看，浙派中医男科研究范围较为广泛，涵盖了性功能障碍、男性不育、前列腺疾病等主要男科研究领域。各个导师特色鲜明，以刘树硕教授为首的第一临床医学院团队以前列腺疾病，尤其是前列腺增生为主要研究对象；以吕伯东教授为首的第二临床医学院团队主要研究性功能障碍的中医药诊治机制；第三临床医学院宁波中医院的崔云教授涉猎最广，学生最多，主要男科疾病均有涉及，而以男性不育为主要研究对象；第三临床医学院孙洁副教授侧重传统中医理论在男科中的应用，对名老中医经验传承方法及其在男科中的应用有较多研究。

第三章

浙派中医男科特色疾病诊疗经验

第一节　男性不育症

男性不育是男科常见病之一，有关资料显示，目前我国约有 1250 万对不孕不育夫妇，其中男性因素所致者约占 40%，其中又有 70% 以上病因不明，即使在已知病因的男性不育中，其发病机制尚未完全阐明，因此男性不育的诊治极具复杂性、特殊性。

一、病因病机

男性不育症可归属于中医"艰嗣""无子""精冷"等范畴。中医对本病的认识较早，《黄帝内经》时期便有较为全面的阐发。《素问·上古天真论》以"八"为节点，阐述了男子八岁、二八、三八直至八八之年的生理转变，从"二八，肾气盛，天癸至，精气溢泻，阴阳和"而能有子，到"七八，天癸竭，精少，肾脏衰"而不能生育，明确了肾主生殖的理念。肾气、天癸的盛衰是决定生育能力的关键，因此后世医家多注重从肾论治本病。如张仲景认为，本病因"精气清冷"；巢元方认为"精清如水，冷如冰铁，皆为无子之候"，重视肾阳虚衰因素；张景岳认为"疾病之关于胎孕者，男子则在精"，重视肾精在生殖过程中的重要地位。同时，在以肾虚为本的基础上，古代医家对本病的认识也形成了虚实分论的转变，如陈士铎将不育的原因归咎于精寒、气衰、痰多、相火盛、精少、气郁六者，除虚证外，也包含痰多、相火盛、气郁等实性兼证，这也是对本病病因病机认识的进步。崔云在禀赋不足、房事不节、过食肥甘炙煿、焦虑等皆能引起不育的诸多因素中，尤其重视肝的地位。从临床症状来看，多数患者存在情志不舒、心情抑郁、胸胁满闷胀痛、喉间异物阻滞感等症状，其本源在于生活及工作压力大，或来源于疾病本身，这些症状可归属于中医"郁证"范畴，而六郁以气郁为先，郁证的形成与肝气郁结不舒有着密切相关性，崔云认为肝郁不舒乃是不育的关键病机。鲍严钟认为由于肝属木，体阴而用阳，易郁易热易亢；肾主水，易亏易耗，肝旺肾虚是男科诸多疾病的共同病理基础。肝病及肾或肾病及肝以致肝肾失调。

二、辨证分型

鲍严钟认为男性不育症的病因复杂，部分患者根本无证可辨。提出无证可辨则辨病，没有主证辨兼证，不辨全身辨局部，扩大望诊范围，即借助科技手段如显微镜、B超、CT、电镜等观察到的情况帮助辨证。如精液分析精子密度低是精血不足、肝肾阴亏；精子活动力差以阳气虚弱为主，肾阳是精子的源动力；畸形精子过多则认为是肝阴亏虚、邪毒入侵为主；精液不液化多是"湿、痰、瘀"凝集而成之证。李祥云将本病分为4个证型进行辨证论治，即为肾精亏虚者当补肾填精为要；湿热内蕴者当清利湿热为要；脾虚湿盛者当健脾利湿为要；血脉瘀阻者当活血化瘀为要。

三、治疗方法

1. 经验方

郜都等予自拟调抗种子汤口服治疗男性免疫性不育症34例。调抗种子汤组成：党参10g、黄芪30g、女贞子20g、生地黄15g、怀山药20g、川牛膝15g、川续断15g、当归12g、赤芍15g、薏苡仁30g、茯苓20g、防风10g、徐长卿15g（后下）、谷芽60g、麦芽60g、乌梅10g、甘草8g。水煎，早中晚分服。对照组：口服醋酸泼尼松片，每次5mg，每日3次。两组均以1个月为1个疗程。治疗组34例中，怀孕19例，有效12例，无效3例，总有效率91.18%；对照组34例中，怀孕9例，有效12例，无效13例，总有效率61.76%。两组比较有显著性差异（$P < 0.05$）。男性免疫性不育病机总属本虚标实，本虚指肾虚，其中肾阴亏虚临床多见，湿热、气滞血瘀为标。医生治疗应从滋补肾阴着手，兼以泄热利湿、理气活血。研究证明自拟方调抗种子汤对免疫性不育症有较好的疗效。

贝时英采用复方海龙酒（海龙20g、海马20g、海狗肾10g、仙茅20g、淫羊藿20g、肉苁蓉20g、巴戟天20g、红参20g、甘草6g、菟丝子20g）治疗男性不育症。如患者有阴虚火旺现象，则去掉红参，再加入龟甲30g、生地黄30g。治疗后总有效率为95.50%，此方针对肾阳虚衰不育的患者疗效佳。

杨欣等搜集男性不育症患者60例，随机分为治疗组和对照组各30例。开始治疗前，两组患者先进行1周的洗脱期观察，然后治疗组给予生精合剂（菟丝子、枸杞子、五味子、沙苑子、熟地黄、人参、淫羊藿、巴戟天、鹿角、怀山药、黄芪、麦冬、全当归、红花等组成，由杭州市红十字会医院制剂室制备提供，每毫升含生药2g），1次150mL，1天2次，口服。对照组给予五子衍宗软胶囊，1次3粒，1天3次；两组均连续治疗3个月（1个生精周期）。研究结果显示，生精合剂能提高不育男性精子浓度和活力（$P < 0.05$），显著降低不育男性精子凋亡率（$P < 0.05$）。

娄江涛等搜集在男科就诊的免疫性不育患者50例，方用自拟剂脱敏煎经验方，组成：百合10g、黄芩10g、丹参20g、女贞子20g、牡丹皮15g、防风10g、徐长卿15g。日1剂，水煎服，早晚各1次，3个月为1个疗程，疗程结束后复查精液常规和抗精子抗体（AsAb）。治疗后脱敏煎治疗后免疫性不育患者精子浓度、精子存活率和精子前向运动百分率（PR）明显升高，而正常精子形态百分率无明显变化，AsAb转阴率为76.00%。目前男性免疫性不育的发病机制仍然不完全透彻，而在该病的治疗方面中医治疗的疗效较西医优势明显，该研究发现脱敏煎对男性免疫性不育疗效明显，能明显降低精浆AsAb，改善患者外周血中T淋巴细胞及其亚群失衡，但相关药理及免疫学机制仍须进一步研究。

2. 中成药治疗

谢作钢等将92例肾阴亏虚型畸形精子症患者作为研究对象，随机分为治疗组47例和对照组45例，分别采用左精颗粒和五子衍宗丸软胶囊治疗，疗程均为3个月。两组治疗前后均进行精液常规参数检测和精子脱氧核糖核酸（DNA）碎片指数（DFI）并进行疗效评价。两组疗效比较，差异具有统计学意义（$P < 0.05$）。两组患者经过治疗后正常形态精子百分率和DFI与治疗前比较，均有明显改善，差异具有统计学意义（$P < 0.05$）；治疗后正常形态精子百分率和DFI两组相比较，治疗组改善更明显，差异具有统计学意义（$P < 0.05$）。这项研究证明左精颗粒对肾阴亏虚型畸形精子症精子DFI具有较好的改善作用。

杭州市中医院陈红梅等院内自制制剂种子三号颗粒（补骨脂、肉苁蓉、覆盆子各24g，巴戟天18g、鹿茸1.5g、黄芪45g、淫羊藿30g、蜂房15g、狗肾粉6g）。研究人员选取临床无精症患者67例，少精症患者22例，弱精症伴少精症患者17例。随机分为治疗组70例，对照组36例，治疗组给予种子三号颗粒每天2包，用开水冲服。对照组用绒毛膜促性腺激素注射液1000～3000U每天。3个月为1个疗程。结果显示治疗组总有效率91.10%，对照组为55.60%。所以两组间临床痊愈率和显效率差异有显著性（均$P < 0.05$）。

杨凯等将 72 例特发性少弱精子症患者随机分为润精汤组与还少胶囊组，每组 36 例。润精汤组予以中药汤剂润精汤（菟丝子 12g、山药 15g、黄精 15g、淫羊藿 12g、枸杞子 12g、水蛭 3g、刺五加 12g、陈皮 6g、红景天 9g、川牛膝 9g）口服，还少胶囊组予以还少胶囊口服，两组疗程均为 3 个月。研究人员观察并比较两组患者治疗前后精液质量、性激素水平变化情况，并评估临床疗效。治疗后两组患者精液质量，精液量、精子浓度、精子总数、PR 等指标均较治疗前明显改善（$P < 0.05$），润精汤组上述指标改善程度明显优于还少胶囊组（$P < 0.05$）。润精汤和还少胶囊均可显著改善脾肾亏虚型特发性少弱精子症患者的精液质量，调节激素水平，提高患者配偶妊娠率，有较好的临床疗效，但润精汤效果更加显著。

3. 中医刺灸疗法

针灸作为中医药重要组成部分，研究证实针灸疗法可在治疗的多个环节中发挥作用。房连强等将 70 例患者随机分为治疗组、对照组别各 35 例。对照组口服维生素 E 胶囊、五子衍宗丸治疗；治疗组在对照组基础上，采用区段性任脉药物铺灸治疗（选穴：神阙至中极任脉区段；辅灸药物：附子、肉桂、丁香、白芍、水蛭、全蝎等组成，按照比例混合磨成细粉，每次铺灸 6 ～ 8g），研究人员分别于治疗 2 个月后和 3 个月后，分析治疗前后两组精液参数、精浆超氧化物歧化酶（SOD）等活性水平及 DFI 变化，并评价临床疗效。治疗后两组精子浓度、形态明显改善，活性水平显著增加（$P < 0.01$），这表明区段性任脉药物铺灸能显著降低丙二醛（MDA）水平，增加 SOD 活性，改善 DFI，优化精液参数，提高临床疗效。

许华强等治疗精索静脉曲张的处方：中极、气海、关元，双侧天枢，归来、大敦、太冲、蠡沟、列缺、足三里、太溪、三阴交，关元、气海及双侧归来各接一对电针，选用 2Hz 疏波，留针 30 分钟。治疗 10 次后，患者不适感完全消失，再次前往当地医院复查，彩超示：双侧精索静脉内径小于 0.2cm，内部透声佳，未见明显迂曲扩张，血流显像（CDFI）未见异常血流信号。该病的病变部位，位于前阴下焦，邪气深陷血分，日久不退，常规针刺难以起效，故选择使用长针深刺局部穴位，而其中气海、关元、中极三穴则需更进一步刺激，针刺时缓慢提插捻转，以求出现触电感向前阴放射，从而达到气至病所。最后关元、气海及双侧归来各接一对疏波 2Hz 电针，2Hz 电针刺激虽起效相对缓慢，但可令体内脑啡肽、内啡肽等内源性阿片肽物质持续释放，且能维持较长时间，可巩固针刺镇痛的后续效应。

第二节　性功能障碍

一、勃起功能障碍

勃起功能障碍（erectile dysfunction，ED）是指男性不能持续获得和维护足够的阴茎勃起以完成满意的性生活，中医称之为阳痿，是泌尿男科常见的性功能障碍之一。根据发病原因，可将本病分为器质性 ED、心理性 ED、混合性 ED 三类。现代医学对其发病原因尚未有统一认识，近代临床研究发现，中医药治疗该病效果明显，且不良反应少。现将近年来浙派中医药治疗 ED 的情况综述如下。

1. 病因病机

古代医家认为本病致病的根本原因为肝肾亏虚，湿热、气滞、血瘀为致病的重要因素，与心、肝、脾、肾关系密切。《诸病源候论》曰："劳伤于肾，肾虚不能荣于阴器，故痿弱也。"《素问·痿论》曰："思想无穷，所愿不得，意淫于外，入房太甚，宗筋弛纵，发为筋痿。"《阳痿论》云："跌仆则血妄行，每有瘀滞精窍，真阳之气难达阴茎，势遂不举。"当代医家在继承和学习古人观点的基础上，对本病的病因病机各有认识。崔云提出情志失调、肝郁不舒为阳痿发病的重要因素，宜从肝论治本病，非从肾论治所能奏效，认为阴茎之兴举有赖于血液充养宗筋。目前临床上肾阳虚衰、心脾两虚、惊恐伤肾等虚证不太多见而肝气郁结、湿热下注、瘀血阻滞等实证、虚实夹杂证极为多见。

程泾认为男性勃起功能障碍的病因和发病机制极为复杂，虚实夹杂，本虚标实者多见，治疗阳痿不可拘泥于补肾壮阳为主的传统疗法，而应重视从肝调治，疏肝理气活血的中药贯彻治疗的始终，兼顾心、脾、肾多脏论治，临证应分清主次，详辨虚实，补泄得当，同时须重视身心同治及慢性基础病的治疗，辨病辨证相结合，中西医治疗相结合，方能取得满意的疗效。陈成博认为临床多为心理性勃起功能障碍多见，其病机大多为所欲不遂，忧思气结，致肝气郁结，疏泄失常，肝失条达，气血不畅，宗经失充，致阳痿不举。

2. 辨证分型

崔云将本病分为 7 型，即命门火衰，治宜温补肾阳，方选赞育丹加减；肾精亏损，治宜滋阴降火、填精益髓，方选知柏地黄汤加减；心脾两虚，治宜益气养血、健脾养心，方选归脾汤加减；肝郁气滞，治宜疏肝解郁、健脾兴阳，方选逍遥散加减；湿热下注，治宜清利湿热，方选龙胆泻肝汤加减；恐惧伤肾，治宜益肾宁神，方选大补元煎加减；瘀血阻滞，治宜活血祛瘀通络，方选少腹逐瘀汤加减。

3. 治疗方法

（1）医家经验方

宋力伟运用自拟马钱振痿汤治疗阳痿，组方为马钱子粉 0.4g（分吞）、蜈蚣 2 条、穿山甲（代）10g、九香虫 10g、蛇床子 12g、甘草 6g。每日 1 剂，水煎，分 2 次温服，忌酒，患者服用 20 天为 1 个疗程。加减：兼肾阴虚者加生地黄 15g、枸杞子 12g、五味子 10g；肾阳虚者加淫羊藿 20g、肉苁蓉 15g、仙茅 12g；脾虚者加党参 15g、黄芪 30g、白术 12g；肝郁者加柴胡 10g、蒺藜 15g、郁金 30g；湿热者加苍术 10g、薏苡仁 30g、萆薢 12g。用此方治疗勃起功能障碍 36 例，结果为治疗总有效率 83.40%。

魏建红等将 80 例糖尿病性阳痿患者随机分为对照组和治疗组各 40 例，治疗组采用少腹逐瘀汤加味（柴胡、香附、乌药、桃仁、九香虫各 10g，川芎、赤芍、当归、川牛膝、淫羊藿、肉苁蓉、补骨脂各 15g，丹参、黄芪各 30g，水蛭 5g）。对照组予阿司匹林肠溶片 100mg 口服日 1 次，前列地尔 5μg 静滴日 1 次，甲钴胺 500μ 肌内注射日 1 次。连续治疗 3 个月后，结果为治疗组的有效率为 95.00%，对照组的有效率为 55.00%，表明益肾温阳活血化瘀中药临床治疗 ED 有温肾阳、起阳痿之效，且疗效优于西药。

陈成博等将 116 例 ED 患者随机分为两组，治疗组予以自拟逍遥振痿汤：柴胡、白芍、白术、远志、巴戟天、蒺藜、当归各 10g，郁金、淫羊藿各 15g，石菖蒲 8g、磁石 25g、蜈蚣 2 条。加减：肝经湿热者加龙胆、泽泻；肝气横逆者加牡蛎、石决明；瘀血阻络者加水蛭、丹参；心脾两虚者加党参、黄芪；肾阳衰微者加菟丝子、肉苁蓉；肝肾阴虚者加生地黄、山茱萸治疗。对照组口服曲唑酮片。结果为治疗组的显效率远高于对照组。

（2）中成药治疗

蔡健等将门诊 85 例主诉为勃起功能障碍的患者予以补肾宁片治疗，连续治疗 2 个月为 1 个疗程，其中有效率达到 71.76%。蔡健认为以命门火衰、肾阳亏虚为主的患者，使用温补肾阳的方法，即补肾宁片（主要成分为羊睾丸、淫羊藿、肉苁蓉、人参、海马等），具有雄激素样作用，可以使阴茎海绵体平滑肌有较强的松弛作用，其作用机制与抑制磷酸二酯酶 5 型（PDE-5）活性，增强 NO-cGMP 通路有关。

金小虎等采用"房事不节 + 劳倦过度"的造模方法，建立符合中医病因和现代人群肾阳虚的模型小鼠，研究无比山药丸对"房事不节 + 劳倦过度"导致的肾阳虚模型小鼠勃起功能障碍的作用及作用机制，结果显示，无比山药丸可增加模型小鼠抓力，升高肛温，增加尾部微循环血流量，缩短捕捉、骑跨潜伏期，增加捕捉、骑跨次数，增加模型小鼠自主活动次数。上述证候指标结果表明，无比山药丸可改善肾阳虚模型小鼠腰膝酸软、畏寒肢冷、性欲减退、精神萎靡等症状。

赵永久等将 40 例慢性非细菌性前列腺炎（CNP）并发勃起功能障碍的患者予以口服复方玄驹胶囊的治疗方案，治疗 4 周，采用自身对照的方法评估，结果有效率为 87.50%。由此推测复方玄驹胶囊治疗 CNP 并发 ED 的机制可能为通过抑制变态反应、抗炎和调节免疫等作用来缓解 CNP 的不适症状，减轻患者的心理负担，改善 ED 症状；通过调节自主神经功能来抑制前列腺后尿道膀胱颈平滑肌痉挛，减少尿液反流，从而抑制化学性前列腺炎来缓解 CNP 的不适症状；通过直接治疗 ED，促进前列腺液体排除来缓解 CNP 的不适症状。

（3）中西医结合疗法

谭成等采用信封法将 107 例非炎症性（IIIB 型）慢性前列腺炎伴勃起功能障碍患者分为两组，对照组 53 例给予伐地那非治疗，观察组 54 例在对照组基础上联合清热逐瘀汤（滑石粉 20g，车前子、萆薢、补骨脂、白芍各 12g，海金沙、丹参、益母草、牛膝、锁阳各 10g，当归 15g，炙甘草 9g）治疗。结果为观察组总有效率 92.59%，高于对照组 75.47%（$P < 0.05$）。表明伐地那非联合清热逐瘀汤可通过降低前列腺因子水平，改善勃起功能，有效治疗 IIIB 型慢性前列腺炎伴勃起功能障碍患者。

黄燕平等采用开放、多中心、阳性药物对照的临床研究方法，将纳入标准的 247 例患者分为三组：山海丹组、他达拉非组及山海丹加他达拉非联合治疗组，分别记录治疗前和治疗 8 周后的患者勃起功能评分（IIEF-6 与 EHS 评分）、中医证候评分（TCMS）及阴茎海绵体血流参数等，同时观察药物治疗的安全性指标。结果为三组总体有效率分别为 40.50%、32.70%、63.60%，山海丹组及联合治疗组有效率均高于他达拉非组（$P < 0.05$）。

黄向阳将 80 例勃起功能障碍的患者随机平均分成两组，治疗组采用自拟振疾兴阳汤加盐酸曲唑酮内服，对照组予口服盐酸曲唑酮。治疗组总有效率为 97.50%，对照组总有效率为 68.80%，两者比较具有显著性差异。结论为男性勃起功能障碍与心理精神因素密切相关，中西医结合治疗的疗效优于单纯西药治疗。

（4）其他中医传统疗法

徐潘等将 96 例患者随机分为两组，各 48 例。治疗组采用右归丸（颗粒剂型）口服，联合穴位贴敷关元、神阙；对照组仅服用右归丸（颗粒剂型）治疗。治疗 1 个月后，总有效率治疗组 85.42%，对照组 72.92%，两组临床疗效比较，差异有统计学意义（$P < 0.05$），证明右归丸联合穴位贴敷治疗肾阳虚型 ED 效果显著，值得临床运用。王锦槐采用针刺法治疗阳痿 56 例，取中极、阳陵泉为主穴，病程较长者配用足三里、太溪。中极穴直刺 0.8 ~ 1.2 寸，捻转法运针，加中弱刺激量，使针感直达龟头部，留针 30 分钟，出针后揉按针孔。阳陵泉穴直刺 1 ~ 1.5 寸，中等刺激量，待觉针下沉紧后留针 30 分钟，出针后揉按针孔。每日或隔日针刺 1 次。经 1 ~ 2 个疗程治疗后，除 2 例中风患者为有效外，其余均治愈或基本治愈，其中 1 个疗程以内治愈者 40 例。足阳明合穴之足三里为配穴，是本宗筋润则阳强之意。太溪为肾经之原穴，配之以益肾壮阳。诸穴合用，其效昭彰。本法操作简便，取穴少，见效快，近期疗效与远期疗效均令人满意，是临床治疗阳痿的理想疗法。

冯奕对 52 例功能性的勃起障碍患者运用中药穴位敷贴的治疗方式，取穴：肾俞、命门、关元、三阴交、足三里。用创可贴将小药丸固定于穴位上敷贴，每日 1 次，每次保留 30 分钟。并嘱患者用指腹点按于穴位上，每穴轻轻按揉 5 分钟，以利于药物渗透、吸收。治疗 3 个月后，疗效显著。中药穴位敷贴以经络学说为指导，将经络、腧穴、药物效应有机结合起来，使临床疗效得以提升，并且可以避免直接服用壮阳之品而致温燥上火之嫌。临床观察表明中药穴位敷贴治疗功能性勃起障碍，具有较好的疗效。

（5）相关实验研究

ED 发病机制复杂，目前单一靶点抑制剂在临床运用疗效欠佳，而中医药多靶点多通路的治疗特点可以弥补其不足，发挥中药复方在治疗复杂疾病方面的优势。研究结果显示，补阳还五汤中黄芪、红花、赤芍活性成分及作用靶点多，在复方中起主要治疗作用，而在 36 个主要靶点中，HSP90AA1、CASP8、CASP3、IL-6、CXCL8、CCL-2、TGFβ1、TP53 等靶点发挥重要作用，他们主要通过细胞因子受体的相互作用、PI3K-AKT 信号通路、TNF 信号通路、HIF-1 信号通路等治疗 ED。PI3K-AKT 信号通路是一条经典信号通路，对细胞增殖、分化、凋亡有重要影响。AKT 通过磷酸化 eNOS，从而使一氧化氮合成增加，A2B 腺苷受体通过 eNOS 介导阴茎勃起。

钱程等通过数据库找出山海丹颗粒的主要活性成分及治疗 ED 的潜在作用靶点，如 MAPK、NOS、肿瘤坏死因子（TNF）、叉头框蛋白 O（FOXO）等。通过多个数据库查找山海丹颗粒治疗 ED 的通路并相互佐证，总结出 4 条潜在治疗的机制通路，即为：cGMP/PKG 信号通路、MAPK 信号通路、PI3K-Akt 信号通路、凋亡途径。表明其治疗 ED 的核心靶点 185 个，主要有 TNF、FOXO、NOS、MAPK 等。TNF-α 对血管具有直接作用，在 ED 患者中高水平表达，可激活 MAPK、PI3K-Akt 等信号通路，这也可能是 TNF-α 对 ED 的调节机制。陈宣谕等研究 KEGG 通路富集分析结果显示，红景天苷治疗 ED 的分子机制与 PI3K-AKT 信号通路相关，并且该信号通路富集的基因最多，同时 AKT1 是交集蛋白互作中最显著的靶点，提示红景天苷可能通过 PI3K-AKT 通路治疗 ED。

二、早泄

早泄（premature ejaculation，PE）是指性生活开始后，男性阴茎插入阴道后主动摩擦少于 2 分钟，女方不能得到性高潮。射精潜伏时间短、射精控制能力差甚至丧失控制力是本病的典型症状。早泄虽不会对身体产生直接损害，但易使患者或伴侣产生身心困惑，甚者影响家庭及社会和谐。随着生活压力剧增，本病的发病率逐年升高，由于其症状特点，患者及其伴侣的性生活质量均显著降低，疾病对情感及心理的伤害甚至大于生理方面，严重影响夫妻关系。因此，有效治疗早泄、促进性功能的恢复具有重要的现实意义。

1. 病因病机

早泄属中医学"溢精""泄精"等范畴，临床表现为未交先泄或乍交即泄。《素问·六节藏象论》有云："肾者，主蛰，封藏之本，精之处也。"房劳不节，恣情纵欲，施泄太过，损伤肾气，导致封藏失职，精关不固；或肾阴亏虚，相火妄动，扰动精室，有失封藏；或素日忧思过度，劳伤心脾，脾虚不能固摄，不能充养先天，脾肾两虚，精失封藏。此病病位在肾，与脾、心、肝关系密切。尽管临床表现各异，但肾气不固为核心病机，补肾固精为治疗基本原则，可兼以健脾、疏肝、补心等法。此外，中医学认为，肾藏精，主生殖，肾阴不足，虚热内扰，或相火偏旺，扰动精室则精气走泄；肾气虚亏，精关不固也易为泄。精之藏泄虽责之于肾，然与心、肝关系密切。肝失疏泄，情志抑郁，心虚胆怯，心神不宁是 PE 的常见诱因；心神不宁，肾精不固则是 PE 的基本病机。再者，清代尤怡《金匮翼》曰："动于心者，神摇于上，则精遗于下也。"说明泄精与精神因素密切相关。此外，崔云认为早泄的病机与阴阳失衡、营卫交损、肝郁气滞、心脾气血不足、不良生活习惯等关联密切。崔云提出，早泄不可囿于病名，抑郁烦闷、惶惶不安等都是早泄发病的关键。"司疏泄者，肝也"，肝郁不舒则精关开阖失司；心为君主之官，精液的一泄一藏皆在于心神所系。同时，思虑不遂，缠绕于心，心损及脾，气血生化无源而精气虚惫，故精窍失司，病为早泄。情欲属神，为心所主，神不安宅则情欲难动。脾气不充、固摄无权则精液罔泄。年轻阳盛，君火妄动，相火暗炽，灼炼心阴，损伤肾水，水火失济以致精关开阖失司，精液遗泄也可发本病。此外，营卫不和、气血不能畅达、不良的生活习惯等都可以导致早泄发生。谢作钢认为早泄责之于心、肝、脾、肾，病性以虚实夹杂为特点，病因繁杂，青年者多与不良生活作息及对本病认知不全有关；中年者则以生活压力、夫妻关系导致的情志抑郁、紧张焦虑多见；老年者主要是天癸耗竭及先后天之本亏虚劳损所致。其病机为心志不宁，神不驭精；肝失疏泄，制约无能；脾胃虚损，摄纳无力；肾失封藏，固敛无权。一因或多因相掺，一脏或多脏受殃，终致精关废弛，蓄泄失常，病为早泄。沈元良认为，夫妻关系不融洽存在潜在的敌意怨恨和恼怒，或对妻子过分的畏惧、崇拜，存在自卑心理，长期手淫、神经衰弱症，患有尿道、前列腺、脊髓或脊神经疾病，老年人脑动脉硬化、包皮过长，阴茎包皮系带过短而妨碍充分勃起、房事过度，身体虚弱等因素都可以造成早泄的发生。

2. 辨证分型

浙派各医家在总结先贤的基础上将早泄分为各种类型。其中，汪明德将其分为 3 种类型：君相火炽型，患者主要表现为未婚新交，或分居偶合，欲念亢盛，阳事易举，一触即泄，或未交亦泄，神恐惊惕，心悸少寐，或因女方埋怨，志萎神焉，舌质红，苔薄，脉弦数；湿热瘀结型，主要表现为所欲不遂，手淫频繁，或嗜酒纵房，阳事易举易泄，尿频白浊，少腹、会阴胀痛不适，腰酸作坠；肾虚阳衰型，患者可见房事不节，或年高肾衰，或劳形劳神，房事久疏，阳事难举，或大而不坚，强合先泄，不耐久战，性欲淡漠，或虽有欲念而力不从心，腰酸腿软，倦怠耳鸣，夜尿频多，舌质淡，苔薄，脉沉细迟。崔云将其分为4种类型：阴虚火旺型，症见患者心火内炽、相火亢盛，暗耗肾精以致早泄之病；心脾气血不足型，症见早泄、乏力、气短懒言、便溏、小腹坠胀，舌淡胖，苔薄白，脉细；肝郁气滞型，症见胸胁胀满、易怒、情绪激动、症状随情绪变化较大，舌淡，苔薄白，脉弦；营卫交损型患者可表现为体形羸瘦、神情萎靡、少气懒言、浮热盗汗、小便清利、便溏等症。此外，沈元良将其分为肝经湿热证、阴虚阳亢证、肾气不固证、心脾虚损证等4种类型。

3. 治疗方法

（1）辨证论治

卢伟和王万里等认为可用酸枣仁汤加味治疗早泄。若肾虚而射精前阴茎欠坚者，加淫羊藿、枸杞子、地黄类；以相火偏旺而见阴茎易起，射精前勃起尚坚者，加牡丹皮、泽泻；患者病久而虚，补法则酌加党参、黄芪，涩法则以龙骨、牡蛎、覆盆子。酸枣仁汤中清补涩三法并举，今以之加味使心肝肾共调，移用早泄证治疗，实为二者病机暗契。当然，肾主生殖，藏精，乃性事活动的生理基础，故益肝勿忘补肾，用酸枣仁汤治疗早泄必加淫羊藿、枸杞子、地黄类，使肾肝心并调，方达较好疗效。此外，手淫习惯及房事过频常致肾之精气亏耗，使早泄难愈，故在治疗中应重视摄养，戒手淫、节房事，才能提高疗效，以防早泄重复形成。有医家认为酸枣仁、知母、黄柏相伍，能降低自主神经系统的兴奋性，从而达到延长性交时间的作用。肝藏血主疏泄、心主血脉藏神，酸枣仁汤益肝血、宁心神堪当其任，且足厥阴之经脉"循股阴""环阴器"肝经气血的盈亏与否必影响性功能的正常发挥，益肝血治早泄也体现了"从肝论治"的精神。

崔云认为对于阴虚火旺致早泄者可选三才封髓丹加减治之。此方中天冬滋阴生水，滋上焦；生地黄易熟地黄滋阴清热，补下焦；党参益气补脾，养中焦，三药合用，天地位育，参赞居中。黄柏味苦入心，降君火，抑情欲；性寒入肾，潜制相火；色黄入脾，调和水火之枢。甘草缓黄柏、天冬之苦，配伍党参以建中气。甘松既可开郁行气以畅患者心情，又能醒脾行滞，制约苦寒药凝滞之弊。龙牡合用，功专安神潜镇，使阳能固摄、阴可内守，取阴阳互根之意，并投茯苓、钩藤等宁心之品，旨在阴阳交济，神归于舍。此外，通过良好的性技巧防治早泄亦为崔云所崇，如"移情易性""九浅一深"等。对于肝郁气滞致早泄者，崔云从肝入手，处柴胡类方治之。四逆散为疏肝剂祖方，柴胡合芍药疏郁外达，敛肝缓急；白芍、甘草相伍酸甘化阴，降泄开郁；百合宁心，合乌药理七情郁结，二者配伍取法百合汤。心胸烦闷为栀子豉汤证，郁金行气散郁，为忧郁、善太息所设，佐连翘增清心之力。黄芩、半夏二药参合，效法半夏泻心汤辛开苦降，依其阴阳之性顺升降，调阴阳。远志解抑郁安心气，茯苓安魂魄宁心神，二者配伍于宁神疏郁大有裨益。全方虽内蕴众法，然环环相扣，崔云紧切病中机要立法治之，以舒其情志和阴阳，宁其心神固肾关，终能交媾，精无早泄。此外，崔云强调伴侣间需安慰鼓励，毋指责埋怨，营造舒适的身心氛围，夫妻间良好的沟通对于治疗早泄具有重要意义。对于心脾气血不足致早泄者，崔云以归脾汤化裁以悦心健脾，方中参、芪、术、草补益仓廪之官，以图中宫气化有力，重用黄芪意在补气以固摄有形之精。当归滋阴养血，心血足则神志自明、摄精有常。酸枣仁和胃安神；茯神益脾宁心；远志入脾醒脾气，入心安心气。三药合用，补心而养脾之母。大枣重取 30 枚为崔云之妙用，其性味甘平，既能安中养脾，取法甘麦大枣汤，又可补血安神，配伍生姜意在调和营卫而濡养心神。崔云喜用生二芽（谷芽、麦芽），取启脾进食、益气安中之功。合欢皮能缓心气、畅神明，如云"萱草忘忧，合欢蠲忿"。此外，崔云在汤药之外嘱患者愉悦生活，便是悉从悦心怡情、开怀安养处着眼，冀其走出心境，以图不药而愈。对于阴阳营卫失和型患者，当燮理阴阳，潜镇摄纳治以桂枝加龙骨牡蛎汤加减，并对患者进行心理疏导，嘱其劳逸结合，调适心态，辅以提肛运动，每日 3 次，每次 50～100 下。方中甘草合桂枝辛甘化阳，合白芍酸甘化阴，三药并用达固阴通阳之效。大枣重取 30 枚，蕴甘麦大枣汤之义安神养血，与姜、草同用意在调和上、中二焦营卫而养心。龙骨、牡蛎潜阳育阴，能敛走失之阴精，纳浮越之阳气。远志益精强志，益智仁藏纳归源，二药伍用相得益彰，于宁心摄精多有裨益。全药集燮阴阳、调营卫、摄纳潜镇于一体，遣方精巧，独出机杼。

王万里认为，早泄多从阳痿论治，临床确见不少早泄者阴茎坚度不足，而初婚阳痿及年轻早泄患者则以相火过旺，肾气失固多见。故早泄患者的病机不外肾亏及相火两端，滋阴清火为治疗早泄的常法。现代研究证明，早泄与自主神经系统的兴奋性有关。知母、黄柏、酸枣仁相伍有降低自主神经系统兴奋性的作用，而川芎有中枢镇静作用。加川芎、淫羊藿阴中求阳、行气活血，可提高疗效。对于性交快，射精时间常不足 1 分钟，伴头目眩晕、少寐、多梦、体倦乏力、舌红苔薄白、脉弦细略数的患者，证属相火妄动、精关失固。治以坚阴清火为主，药用知母、黄柏、牡丹皮、泽泻、山茱萸各 9g，酸枣仁、生地黄各 12g。乏力加用川芎 12g、淫羊藿 15g。

汪明德认为治疗早泄首辨虚实、内外合治。对于君相火炽、精窍易泄者，治拟泻火宁心、封髓固精，方用封髓定志汤：知母 15g、黄柏 15g、茯苓 30g、远志 10g、龙骨 30g、牡蛎 30g、金樱子 30g、芡实 15g、五味子 15g、石菖蒲 10g。配合挤捏法，未婚新交或分居偶合者，用二次射精法，或用双层避孕套结合动停法。湿热瘀结、下扰精室者，方用加味虎杖散：虎杖 30g、川牛膝 15g、茯苓 15g、黄柏 15g、败酱草 15g、石菖蒲 10g、丹参 15g、牡丹皮 15g、金樱子 30g、芡实 30g、萆薢 15g、黄芪 15g。口服和保留灌肠。炎症好转后，配合挤捏法。肾虚阳衰、精关不固者，治以温肾壮阳固精，方用兴阳固精汤：仙茅 15g、淫羊藿 30g、菟丝子 15g、蛇床子 12g、沙苑子 15g、金樱子 30g、龙骨 30g、桑螵蛸 15g、蜂房 15g、蜈蚣 3 条、肉苁蓉 15g、锁阳 15g、狗肾粉（吞）5g。阳虚甚者加附片 10g、人参 3g 配合洗鸟方（蛇床子 15g、细辛 15g、蟾皮 15g、地骨皮 30g、五倍子 10g）浸擦阴茎龟头。

沈敏南认为早泄病主要在于患者心火内炽、相火亢盛，暗耗肾精以致心肾失交，多用黄连、连翘、甘草、灯心草泻心经火，酸枣仁、柏子仁宁心安神，生地黄、知母、牡丹皮、女贞子滋肾阴清相火，煅龙骨、煅牡蛎以固精关，诸药相伍，心火清，相火平，心神安谧，肾阴充足，精关固密，早泄则愈。

谢作钢认为，心神对男性的生理作用表现为调节精的化生及主导精室开阖。临证从心论治早泄多见于君相火旺及心肾两亏二证。患者属君相火旺者，君火亢盛、相火暗炽，损伤心阴肾水以致早泄，诊见阳事易兴、心烦恚躁、小便黄赤，予清养潜镇之法，方选三才封髓丹；属心肾两亏者，心神损耗，惫肾无能，故见精遗，表现为健忘失眠、头晕耳鸣、乏力体倦，当固肾定志，可服孔圣枕中丹。谢作钢认为，早泄不可为病名所囿。患者多伴见抑郁烦闷、焦虑紧张，两者互为因果且相互影响，此与郁证多有关联。肝之疏泄关乎情志畅达，亦司精关启闭，因此，解郁疏肝之法尤为重要。谢作钢常用疏肝剂四逆散为主方，调畅肝气之郁，疏理七情之结。现代药理学研究表明，四逆散有抗抑郁作用，其可通过多靶点、多途径使抑郁症的病理状态恢复正常。若症见早泄兼阴囊热痒、口苦纳呆、胸闷胁痛等湿热困顿肝经之象，当治以清肝泄热，病初用龙胆泻肝汤，后期改用知柏地黄汤。谢作钢从脾入手，在治疗时极为注重"中焦如沤"的生理功能及"中央土以灌四傍"之脾与其他脏腑的联系。心脾两虚证者，早泄伴见心悸抑郁、面黄纳呆、大便稀溏等，需以悦心健脾为法，投以归脾汤；有胃脘满闷、恶心呕吐、口黏不渴之脾虚湿盛者，脾不健运，水湿停聚为痰，上蒙心窍则精液妄泄，予健脾渗湿之法，拟参苓白术散。谢作钢指出，临床中肾阳虚者并不多见，临证当审因周密、辨证明晰，可处桂附八味丸治之，而针对肾精亏虚者，可用金锁固精丸以固肾涩精。谢作钢指出，运用桂枝加龙骨牡蛎汤的辨析要点在于"失精虚劳"，除早泄外需有神情萎靡、少气懒言等虚劳表现，或有浮热盗汗的营卫失和之象，抑或有恣情纵欲、房事过劳的"失精家"指征。此外，时有部分早泄患者自觉下腹气上冲胸，直至咽喉，伴腹部绞痛、胸闷气急的奔豚症见，需投桂枝加桂汤以温通心阳，或予奔豚汤而平冲降逆。谢作钢指出，必要时可将经方合用以扩大治疗范围。

沈元良将早泄分为4种。肝经湿热证，症见早泄，头目眩晕，舌红苔黄腻，治当清泻肝经湿热，用龙胆泻肝汤加味；阴虚阳亢证，症见早泄，腰膝酸软，五心烦热，潮热盗汗，治宜滋阴潜阳，用知柏地黄丸加减；肾气不固证，症见早泄，腰膝酸软，治则益肾固精，用金匮肾气丸；心脾虚损证，症见面色不华、形体消瘦，心悸气短，健忘或自汗，纳呆，便溏，治则补益心脾，用归脾汤加减。

柳祖波等发现中药固精培肾汤治疗早泄效果肯定，且安全性高，患者乐于接受，能够给早泄患者带来更好的性生活满意度。固精培肾汤方中党参、黄芪、白术健脾益气，补后天以充养先天之精；当归养血通脉；黄精、覆盆子、菟丝子、枸杞子、山药培肾添精，阴阳双补；芡实、金樱子收摄固精；枳壳、柴胡疏肝解郁，针对PE患者多情绪抑郁而设，肝经循股阴入毛中，过阴器，抵小腹，疏利肝经之气，能够调节精关开合；首乌藤（夜交藤）、酸枣仁养心宁神，以防精因神动而离其位。诸药相合，共奏培肾健脾固精、舒肝养心宁神之效，燮理阴阳、调和脏腑。

（2）中西医联合治疗

严仲庆等人发现摄精延射汤合盐酸氯丙咪嗪治疗早泄效果更佳。摄精延射汤方中枸杞子、何首乌、菟丝子具有增强性腺功能和抗衰老作用，是传统的滋补肝肾，治疗遗精、早泄之品，为方中主药。其他药物则均具有收敛固涩作用，为涩精止遗要药。其中牡蛎、龙骨、五味子还具有镇静、安定作用，能调节自主神经，共为辅药。川楝子苦寒，疏肝泄热，既能抑制补益药的偏性又可防止固涩药之过为佐使。

梁钰龙等人发现疏肝益阳胶囊联合盐酸舍曲林片能够改善患者早泄症状，还能改善患者勃起功能障碍和抑郁情绪。这可能是因为疏肝益阳胶囊是一种温和的中成药物，其主要成分有蒺藜、柴胡、地龙、蛇床子等，蒺藜与柴胡能够顺达肝气、疏肝解郁，地龙具有通络利经之功效，蛇床子为补肾壮阳之良药，几味药合用则可通络活血、顺气解郁、温肾振痿。联用疏肝益阳胶囊的患者性生活满意度最佳，分析原因可能为疏肝益阳胶囊通血壮阳之功效减慢了阴茎静脉血流，增强了性欲望和射精功能，进而有效提高了"性自信"，使患者更大程度上获得生理及心理的满足。此外，本次研究还发现，联用疏肝益阳胶囊的患者不良反应事件出现次数较单用盐酸舍曲林片更少。这提示疏肝益阳胶囊可能在一定程度上减少或消除盐酸舍曲林片引起的性欲减退等不良反应。

王佳等人认为疏肝益阳胶囊联合盐酸帕罗西汀片治疗早泄效果更好。中医认为早泄病机主要是肝郁血瘀、肝失疏泄，可通过疏肝解郁、滋补肾阳和活血通脉来治疗该病。此研究表明，观察组总有效率高于对照组，治疗后观察组中国早泄患者性功能 –5 评分表（CIPE–5）评分和射精潜伏时间（IELT）高于对照组，不良反应发生率低于对照组，说明疏肝益阳胶囊联合帕罗西汀片疗效良好，不良反应少，可改善性功能。

邬贤德等人观察发现口服盐酸氯丙咪嗪和古汉养生精片联合治疗早泄疗效甚佳。古汉养生精片基本方由人参、黄芪、枸杞子、黄精、淫羊藿等 12 味名贵中药组成，具有良好的补肾健脾、填精益髓、养心宁志等功效，对于肾虚体弱（主要为肾阳虚）及神经精神症状明显的早泄患者有较好的疗效。现代药理研究证实，补肾药能改善下丘脑 – 垂体 – 性腺轴的功能，并能促进血睾酮的合成，因而对性功能的改善有一定的作用。

杨欣等人运用知柏固精汤和盐酸舍曲林片治疗早泄收效明显。知柏固精汤由陈树森教授经验方知柏三子汤加味而成。方中知母、黄柏滋阴降火；金樱子、枸杞子、五味子滋阴益肾；龙骨、牡蛎、鸡内金潜阳敛精固泄；酸枣仁宁心安神；合欢皮疏肝解郁，诸药配伍，标本兼顾。配合盐酸舍曲林片的抗抑郁、抗焦虑作用以消除患者的紧张、焦虑情绪，镇静安神，提高射精中枢的兴奋阈值，使心神宁，肾气固，精关开阖有度，射精自控，从而达到治疗目的。

（3）综合疗法

冯奕等人发现运用四位一体法治疗早泄效果优于单独西药治疗。①口服中药每日 1 剂，水煎取汁 200mL，分早晚 2 次温服，连续服用 30 天。方用柴胡疏肝散，药物组成：炒白芍 20g，柴胡、川芎、炒枳壳、陈皮、香附、川楝子、小茴香各 10g，补骨脂 15g，炙甘草 6g。随证加减：勃起不坚加巴戟天、锁阳、桑螵蛸各 12g；尿频尿急加金樱子、芡实、益智仁各 15g，乌药 10g；夜寐不安加石菖蒲、合欢皮各 15g，酸枣仁 10g；腰膝酸软加杜仲、狗脊、续断各 15g。

②针灸法：选穴气海、关元、肾俞、命门、志室、次髎、足三里、三阴交，毫针刺用补法，并用灸法，每次留针 30 分钟，隔天 1 次，共 15 次。③中药酊剂外用：将金樱子、五倍子、覆盆子、桑螵蛸、细辛、丁香各 20g 加入 95% 酒精 200mL 中，浸泡 15 天后过滤备用，指导患者将药液均匀地涂抹在阴茎龟头表面、冠状沟及包皮系带等部位，每晚临睡前 1 次。④心理辅导：包括对生理解剖的说明，对性知识的宣教，同时要求性伴侣在情感上的理解、关爱，在房事中的体贴、配合。医生应帮助患者克服紧张、焦虑的情绪，重拾信心。采用一对一私密的交流方式，1 周进行 1 次。

（4）行为疗法

谢作钢强调，患者性经验的多寡、对疾病的认知程度、内心的安和稳定，以及伴侣的心理因素等均在早泄的发生和演变中占据不可或缺的地位。因此，防治早泄不可执着于药石，而需根据患者的不同情况进行综合调摄。首先，早泄的诊治需建立在规律的性生活基础上，医生对两地分居、妻子孕期，或尚未成婚者不可妄下诊断，更无须将早泄作为治疗重点。其次，通过良好的性技巧防治早泄亦为谢作钢所主张。如移情易性法，是自感快达到兴奋前，男性将注意力转移至性感受之外；阴茎不可进入过深或用力过猛，亦不宜过快提插；又如"龟背法"，则是当自感即将射精时将阴茎退出阴道，背向上拱成弓形，同时收缩肛门，以延缓射精时间。此外，行为疗法亦是预防保健的有效之策，具体有牵拉阴囊法、挤捏阴茎法、提肛法等。谢作钢极为强调"身心共治"的防治理念，并将精神调摄作为治疗重点贯穿始终。相关研究表明，综合性心理行为治疗能够提高患者的射精潜伏期，使其控制射精变得更容易。性事的和谐美满需要男女双方协同配合，因此，"男女同调"观念也是防治早泄的重要一环。男女阴阳相感，情欲协调，神和意感，方可交媾，精无妄泄。谢作钢强调，当早泄发生时，伴侣的心理及言行是治疗的关键。女方不可一味责怪埋怨，应消除顾虑，关怀男性的负面情绪，给予其更多的安慰鼓励，建立良性循环。相关研究显示，女性的心理因素可在一定程度上减轻男性早泄症状，夫妻间良好的沟通对于治疗早泄具有重要意义。

吴万青在临床工作中发现早泄患者依照中国古代房室养生学众多著作中最为广泛提及的"性前戏"及"九浅一深"行为可以显著延长性交的时间，治疗效果明显。行为治疗现已逐渐为大家所接受，挤捏法作为早泄的辅助治疗，患者通过反复多次的训练以提高射精所需的刺激阈值，增强控制射精能力，重建射精时间概念。并通过行为治疗增加夫妻间的性乐趣，使性生活和谐满意。

第三节　前列腺疾病

一、慢性前列腺炎

慢性前列腺炎（chronic prostatitis，CP）主要是由于前列腺受到微生物等病原体感染或非感染因素刺激而发生的慢性炎性反应，由此造成患者排尿异常、前列腺区域不适，并伴有一定程度的性功能障碍及焦虑情绪等临床表现，严重影响家庭和谐，降低患者生活质量。西医学采取的抗炎抗感染疗法在某些方面虽可较快缓解症状，但长期疗效不尽如人意，且易复发。中医药治疗 CP 方法多样，优势独特，已经成为临床治疗的重要手段，相关临床研究也取得较大进展。

1. 病因病机

CP 属中医学"淋浊""精浊"范畴，其病因病机错综复杂，古今医家众说纷纭。明代张景岳在《景岳全书》中对"精浊"病因病机做出了具体阐述："有浊在精者，必由相火妄动，淫欲逆精，以致精离其位，不能闭藏，则源流相继，淫溢而下，移热膀胱，则溺孔涩痛，清浊并至，此皆白浊之因热证也。"《医宗必读》曰："心动于欲，肾伤于色，或强忍房事，或多服淫方，败精流溢，乃为白浊。"又曰："患浊者，茎中如刀割火灼，而溺自清，惟窍端时有秽物，如疮之脓，如目之眵，淋漓不断，与便溺绝不相混。"

崔云认为本病的基本病机为湿浊热毒败精阻窍。慢性前列腺炎之病位在下焦与膀胱、肾、肝、脾、肺相关，病因病机与脏腑关系密切。初起为湿热，多见湿、热、瘀并见，中后期则虚实夹杂，湿毒、败精不祛，多累及肝、脾、肾等。虚、瘀、浊、寒、热错杂。

鲍严钟从前列腺的病理、生理特点及足厥阴肝经过阴器、抵小腹的走向出发，认为前列腺的生理特点"有藏有泄"；病理特点"既漏且堵"，乃藏精之所，宜封藏固秘，但易受欲火的煽动而时有泄漏；同时也是排精之通道，宜随精之按需排泄而道通途畅，但也常经邪火的煎灼而使败精湿浊堵于内。所以其认为该病以痰、湿、瘀阻为主因，常兼肝郁、肾亏、脾虚。陈峰认为，本病病机核心在于本虚标实，本虚以脾肾亏虚为主，标实主要包括肝郁气滞、湿热、瘀阻等。早期以标实为主，后期多为本虚，大部分演变为虚实夹杂证。

2. 辨证分型

中医临床对慢性前列腺炎分型比较复杂，各医家有不同的见解，所以有多种分法。目前比较认同的辨证分型为湿热蕴结证、气滞血瘀证、阴虚火旺证、肾阳虚损证4个证型。临床各医家根据自己的临床经验将其分为不同的证型。崔云将其分为3种类型，即①湿热毒蕴型：表现为尿频、尿急、尿痛，有灼热感，排尿或排便时尿道有白浊溢出，会阴、腰骶、睾丸坠胀疼痛，苔黄腻，脉滑数，慢性前列腺炎发作期多属此类型。②气滞血瘀型：少腹、会阴、睾丸坠胀不适，前列腺变硬或有结节，或有血尿、血精，舌质紫或瘀点，苔白或黄，脉沉涩。慢性前列腺炎经久不愈，情志抑郁，以及合并有附睾炎、睾丸炎，精囊炎的患者多属于此类。③正气亏虚型：最为常见，多为肾气虚，出现神疲乏力、头晕目眩、腰酸腿软等正气亏虚的证候，兼有不同程度的性功能低下。

鲍严钟将前列腺的触诊同症状结合，将前列腺炎分为7个类型：①湿热型，触诊时前列腺大小正常，中央沟深，左右叶软、压痛，时触及结节或无结节。症见尿急、尿频、尿道灼热，尿口滴白，会阴及腹股沟胀痛、腰酸腿软，脉沉数，舌苔薄黄或薄白。②结节型，触诊中央沟深，左右叶软，触及如绿豆或米粒大小硬结，个数不等。症见会阴部胀痛，腰酸乏或时有滴白，舌苔薄黄或薄白，脉细。③肿胀型，触诊前列腺体积超过正常大小，肿胀，质韧而无弹性。症见排尿不畅，神疲乏力，腰酸痛，会阴部胀痛，舌紫暗，苔白厚，脉涩。④潴留型，触诊时前列腺增大，按之有波动感，症见神疲腰酸，按摩后可排出大量前列腺液体，舌苔薄白，脉浮紧。⑤出血型，可触诊到精囊有肿块或形态发生变化，有血精史，射精痛，舌红，苔薄白。⑥硬化型，触诊时左右叶变硬，弹力消失，症见乏力失眠，舌质紫斑，苔薄黄或白糙。⑦萎缩型，触诊时前列腺体积变小、软，性欲低下，纳食无味，便稀，舌质淡，脉沉无力。

3. 治疗方法

（1）中医内治

①中药复方：武晨亮等采用大柴胡汤合桂枝茯苓丸治疗湿热瘀型的慢性前列腺炎，组成为柴胡12g、黄芩9g、姜半夏12g、大黄9g、枳壳12g、白芍

15g、赤芍 15g、大枣 15g、生姜 6g、桂枝 9g、茯苓 15g、桃仁 15g、牡丹皮 15g，治疗的有效率达 90.38%。吴秀珍采用补阳还五汤加味来治疗老年性的慢性前列腺炎，黄芪 40～60g，当归、川芎、桃仁、赤芍各 10g，红花 3g，泽兰、益母草、川牛膝各 15g，茯苓 30g。若阴虚者加生地黄 20g；阳虚者加淫羊藿 12g、巴戟天 10g；伴高血压者加天麻 10g；气滞加乌药 10g，水蛭、土鳖虫、蛴螂各 3g 研磨成粉和药吞服，疗效显著。宋力伟采用麻黄附子细辛汤合薏苡附子败酱散治疗肾阳亏损型的慢性前列腺炎，取附片 12g（先煎）、麻黄 10g、细辛 6g，薏苡仁、败酱草各 30g，滑石（包煎）、穿山甲（代）、王不留行各 12g，甘草 5g；性功能减退者加蒺藜 30g、蛇床子 15g；遗精者加石榴皮 15g、芡实 20g；早泄者加莲须 10g、五倍子 12g；睾丸痛者加炒川楝子 10g、乌药 12g。治疗组总有效率 83.90% 显著高于对照组，临床疗效佳。

②中成药治疗：陈盛镱等制作慢性非细菌性前列腺炎大鼠模型，分组造模 14 天后给予柴苓通淋片混悬液灌胃 3 周，空白对照组及模型组给予相应剂量的生理盐水灌胃，灌胃结束后取前列腺组织及前列腺液。用药后柴苓通淋片高、中、低剂量组大鼠前列腺炎性病变及纤维化程度得到较好的改善，前列腺液白细胞数量显著减少，表明柴苓通淋片能够显著改善慢性非细菌性前列腺炎模型大鼠的炎症病理改变，其作用机制可能通过降低促炎性细胞因子（TNF-α）的表达及促进抗炎性细胞因子（IL-10）表达，与调节前列腺组织炎症反应有关。王欣等将 220 例 II 型和 III 型慢性前列腺炎患者予以口服复方玄驹胶囊 2 个疗程的治疗方案，观察患者治疗前后国际慢性前列腺炎症状评分、国际勃起功能指数、抑郁自评量表评分、焦虑自评量表评分变化，并评价疗效。治疗后，总有效率为 88.20%，表明复方玄驹胶囊对 II 型和 III 型前列腺炎均有确切疗效，且能显著改善勃起功能障碍和神经衰弱症状，复发率低，安全性高，值得临床推广应用。

（2）中医外治法

陈望强等人运用鲍氏前列灌肠方（蒲公英 15g、黄柏 15g、金银花 15g、白芷 15g、皂角刺 15g、赤芍 15g、虎杖 15g、马齿苋 15g、当归 15g、鹿角 10g、三棱 10g、莪术 10g、甘草 10g）配合前列回春胶囊治疗慢性非细菌性前列腺炎，药液保留灌肠，1 天 1 次。观察组予灌肠方合前列回春胶囊同时运用，对照组给予前列回春胶囊。两组均治疗 2 个月，观察组临床疗效达到 88.90%，显著高于对照组的 61.90%。表明中药灌肠配合前列回春胶囊可有效改善患者机体炎症、前列腺功能，进而改善患者临床症状。俞荣森等将 110 例慢性前列腺炎患者随机分为治疗组 60 例，对照组 50 例。治疗组给予光花栓剂（千里光、野菊花、金银花各 1000g，制成栓剂），对照组予复方环丙沙星栓剂（环丙沙星 25g、吲哚美辛 2.5g、安定 0.25g、尿素 0.75g，制成栓剂），治疗组总有效率为 92.00%，对照组总有效率为 65.00%，表明选取中药中清热利湿、活血化瘀的药材制作成局部吸收的栓剂，对于前列腺炎患者的治疗可以取得较好的临床疗效。陈建莉采用中药封包热敷治疗湿热瘀滞型慢性前列腺炎患者 106 例，随机分为对照组与观察组。对照组给予盐酸坦洛新缓释片。观察组在对照组治疗的基础上给予中药封包热敷治疗，药物组成：莱菔子、王不留行、当归各 100g，川芎 50g，将药物全部打碎、拆散，倒进布袋，将布袋放入微波炉内，将热好的布袋敷于感觉不适的部位，每日 2 次，每次热敷 20 ~ 30 分钟，14 天为 1 个疗程，连续治疗 4 周。总有效率达 94.34%（$P < 0.05$）。中药封包是将药物加热，在特定的穴位或局部进行热敷，使药力通过热力自体表孔窍透入经络血脉，实现载药入络疗效。

（3）针刺疗法

陈峰以疏肝健脾、调神解郁之法治疗肝郁脾虚、心神失摄的 CP 患者，取穴：神门、内关、大陵、气海、关元、足三里、阴陵泉、三阴交、太冲。神门、内关、大陵捻转补法，气海、关元、水道捻转补法，足三里、阴陵泉、三阴交平补平泻法，太冲泻法。隔天 1 次，每周 3 次，连续 4 周为 1 个疗程。经针刺治疗 2 个疗程后，患者会阴胀痛轻微，无少腹胀痛不适，尿频、尿急缓解，心情平和，夜寐可。欧洋帆将 112 例炎症性（ⅢA 型）慢性前列腺炎患者随机分为治疗组 57 例和对照组 55 例。治疗组采用电针，取关元、中极、水道、气海、三阴交、阴陵泉、足三里、太溪、太冲穴治疗，对照组口服左氧氟沙星片配合盐酸坦洛新缓释片治疗。治疗组总有效率为 89.50%，对照组为 72.70%，两组比较差异具有统计学意义（$P < 0.05$），表明电针是一种治疗前列腺炎的有效方法，能有效地降低患者前列腺液中中性粒细胞弹性蛋白酶的含量，改善炎症情况。吴立红等采用傍针法针刺中极、秩边穴治疗慢性前列腺炎 110 例，显效率达 72.00%，明显高于常规法针刺组（100 例）的显效率（46.00%），$P < 0.01$。对主穴中极、秩边穴行傍针刺法，针感强，深达病所，具有加强通经活络、祛瘀散结之功效，促进前列腺增生病变部位的软化和吸收，能缩短疗程，增加疗效，故针刺法治疗 CP 值得在临床上推广应用。

（4）中西医结合治疗

陈孝敏等采用自拟清精化浊汤（白花蛇舌草 30g，败酱草、大血藤各 15g，王不留行、牛膝各 12g，茯苓、苦参、萆薢、车前子各 10g，泽兰、丹参、柴胡、菟丝子各 10g）联合盐酸左旋氧氟沙星治疗慢性前列腺炎 49 例，总有效率为 89.80%。赫艳梅等采用加味程氏萆薢分清饮联合盐酸坦索罗辛对湿热瘀结型慢性前列腺炎患者进行治疗，观察组治疗总有效率高于对照组，差异有统计学意义（$P < 0.05$）。表明加味程氏萆薢分清饮联合盐酸坦索罗辛在湿热瘀结型慢性前列腺炎患者治疗中有助于减轻炎症反应，调节免疫功能，提高临床疗效。周利平等通过前列康片联合头孢呋辛酯片对慢性前列腺炎患者血清细胞因子的影响及疗效进行分析。治疗后观察组临床疗效总有效率 94.59%，高于对照组临床疗效总有效率 78.38%，两组比较差异有统计学意义（$P < 0.05$）。中成药联合西药能有效调节血清细胞因子控制炎症，对慢性前列腺炎治疗起到较好效果。王东风等采用桃红四物汤治疗湿热瘀滞证ⅢA 型前列腺炎，将 160 例ⅢA型前列腺炎患者，按随机数字表法分为对照组和观察组各 80 例。对照组给予乳酸左氧氟沙星片治疗，观察组在对照组的基础上给予龙胆泻肝汤联合桃红四物汤治疗，结果为观察组总有效率为 96.25%，显著高于对照组的 82.08%，这表明龙胆泻肝汤联合桃红四物汤治疗湿热瘀滞证ⅢA 型前列腺炎疗效肯定，可以较好地改善临床症状及中医证候。

（5）其他治法

由于前列腺的组织结构特点，一般给药方法很难使药物到达病变局部，而目前临床上常用的理疗方法因无抗菌药物配合，很难获得可靠疗效。中频电药物透入法，通过单向方波调制中频脉冲，直接将药物透入腺体组织，既起到了中频电的作用，又有抗菌药物的杀菌、抑菌作用，故而于寿昌等采用单向方波调制中频脉冲电流将药物透入患者前列腺的方法用来治疗慢性细菌性前列腺炎，有效率达 98.00%，取得了较为满意的临床疗效。陈超等采用激光针刺的疗法治疗慢性前列腺炎，结论是应用刺入式激光针、毫针治疗的 104 例患者中，总治愈显效率达 73.10%，其中激光针刺组的显效率为 84.90%，显著高于单纯毫针组的显效率，表明激光具有强化针刺效应的作用。

二、良性前列腺增生症

良性前列腺增生症（benign prostatic hyperplasia，BPH）是中老年男性常见的泌尿系统疾病，临床特点以尿频、夜尿次数增多和进行性排尿困难为主，严重者可发生尿失禁或尿潴留，甚至出现肾功能损害。BPH 的发病率随年龄增长而逐渐增加，50 岁以上发病率为 50%～75%，80 岁以上则升至 80%，已成为影响中老年男性生活质量的重要疾病之一。目前治疗 BPH 的方法众多，各有利弊。药物治疗主要有 α- 受体阻滞剂、5α- 还原酶抑制剂等，但药物不良反应使其应用受到了限制；手术治疗方法确切，但手术并发症较多；介入治疗创伤小、疗效较好，但受技术设备局限、医疗费用高的影响，使临床应用受到一定限制。中医药在 BPH 的治疗中独具特色与优势，医者辨病与辨证结合，治疗方法多样，疗效确切，能够有效改善患者的下尿路症状。

1. 实验研究

孙洁等人用补肾活血方流浸膏［由淫羊藿、枸杞子、穿山甲（代）、丹参、菟丝子等组成，浙江省中医院制剂室制作］处理 BPH 模型大鼠，发现补肾活血方可通过上调 TGF-β1 表达，抑制前列腺导管系统近端的平滑肌数量减少，促进前列腺腺管上皮细胞凋亡，从而有效地抑制了良性前列腺增生。洪寅等人发现桂枝水煎液可降低大鼠、小鼠前列腺湿重和前列腺指数，明显改善前列腺病理组织学变化。管家齐分别用桂枝茯苓丸和桂枝水煎剂对前列腺增生模型小鼠进行处理，并与前列康做对照，发现二者均可改善前列腺组织病理状态，抑制良性前列腺组织增生，且桂枝茯苓丸较桂枝水煎剂具有中药复方优势。王勤泉等人发现玄驹提取物可以有效抑制大鼠前列腺增生情况，且与非那雄胺联用具有协同增效作用，这可能与上调 Bax 表达，抑制 Bcl-2 基因的表达有关。杨欣等人用益气化瘀方（黄芪 30g、山药 20g、鹿角霜 20g、片姜黄 10g、土鳖虫 10g、川牛膝 10g、莪术 10g、补骨脂 10g、马鞭草 15g、鬼箭羽 15g）干预前列腺增生大鼠，发现其具有显著的抗前列腺增生作用，其机制可能与抑制 MMP-2 过度表达，进而抑制前列腺增生组织新生血管形成有关。

2. 中成药治疗

江少波等人观察黄莪胶囊治疗良性前列腺增生的效果，发现黄莪胶囊能明显改善气虚血瘀、湿热阻滞型 BPH 患者的症状，不同 BPH 分期患者服用黄莪胶囊的临床疗效存在差异，Ⅲ期患者疗效最佳。卢湧湧等人研究发现癃闭康泰胶囊在改善肾虚血瘀湿阻证的 BPH 患者中，疗效评分、提高最大尿流率和生活质量评分、缩小前列腺体积和减少残余尿等方面与前列舒乐组相当，对于改善国际前列腺症状评分（IPSS 评分）更有效（$P < 0.05$），且治疗前后未见明显不良反应。李志家等人运用非那雄胺片、坦索罗辛胶囊、癃闭舒胶囊，联合中药（肉桂、红花、黄芪、茯苓、泽泻、小茴香、益智）穴位贴敷（中极、关元、石门），相比于单纯西药组有效率更高，且无明显不良反应。杨欣等人研究发现中药癃舒通治疗 BPH 具有较好的近期疗效，且不良反应少。邓哲宪等

人发现宁泌泰胶囊缓解 BPH 症状有一定疗效，安全性较好，宁泌泰胶囊和盐酸特拉唑嗪对尿路刺激和尿路梗阻症状的缓解各有侧重。戚益江等人采用前列倍喜胶囊联合非那雄胺片治疗 BPH65 例，发现其可明显降低 BPH 患者 IPSS 评分，改善生活质量评分，提高最大尿流率，同时减少膀胱残余尿量，缩小前列腺体积，对 BPH 患者的临床症状有显著的改善作用。刘树硕等人采用多中心开放临床试验方法，运用前列康胶囊治疗 BPH 患者 140 例，有效率达 78.99%，且安全性较好。

3. 自拟方治疗

蔡俊亮等人应用补肾益气、软坚通络法治疗［生、熟地黄各 15g，山药、山茱萸各 12g，牡丹皮、茯苓、泽泻各 10g，黄芪 20g，香附、桃仁、牛膝、王不留行、穿山甲（代）各 10g］78 例良性前列腺增生患者，总有效率达 88.00%。黄涛等人运用济生肾气丸加减方（肉桂 10g、熟地黄 30g、山茱萸 18g，牡丹皮、茯苓、泽泻、栀子各 12g，黄芪、车前子各 20g，冬葵子 9g、萹蓄 15g、甘草 5g）联合坦索罗辛治疗 BPH 伴有下尿路症状患者，发现其疗效确切，可明显改善排尿症状，延缓发病进程。汪浩等人研究发现前列宁汤（黄芪 100g、山茱萸 15g、附片 10g、桂枝 10g、三棱 15g、莪术 15g、黄芩 20g、白花蛇舌草 20g）能够有效抑制炎症细胞因子（TNF-α、IL-17）的释放和提高抗炎症细胞因子（IL-10、IL-4）的水平，有效改善前列腺增生症状。严胜利等人自拟温肾利尿化瘀汤（补骨脂 10g、淫羊藿 10g、乌药 9g、益智仁 10g、菟丝子 15g、山药 30g、覆盆子 12g、牛膝 15g、蒲黄 10g、王不留行 10g、车前子 15g、黄芪 30g、肉桂 5g、香附 10g、炙甘草 6g）联合坦索罗辛胶囊、非那雄胺片治疗 BPH，疗效显著。洪寅自拟益肾化瘀消积汤（桂枝 12g、菟丝子 15g、山茱萸 15g、乌药 12g、益智仁 12g、覆盆子 15g、牛膝 12g、桃仁 12g、赤芍 12g、泽兰 12g、三棱 12g、莪术 12g、茯苓 12g）治疗 BPH 疗效显著。黄翔等人自拟前列舒利方［党参 10g、白术 10g、黄芪 30g、熟地黄 10g、山药 10g、山茱萸 10g、桔梗 10g、桃仁 10g、红花 10g、海藻 10g、穿山甲（代）5g、王不留行 10g、知母 10g、黄柏 10g、牛膝 9g］联合西药非那雄胺片治疗 BPH53 例，有效率达 86.79%。

4. 分型论治

崔云认为年老肾虚、脾失健运是发病的内在基础，而在此基础上，湿浊内生，久蕴不解，郁而生热，浊邪与热相结，黏滞难化，壅塞三焦，以致决渎失司，气机不利，出现尿频，尿道涩痛、灼热，口苦口干等湿热浊毒之象。崔云针对此病因病机，确立了健脾补肾以治本、清化实邪以治标、宣肺降浊以调气机的治疗法则。对于中焦不足明显者，予补中益气汤、四君子汤加减等方药；对于肝肾亏虚严重者，予六味地黄汤化裁；而对于湿热之邪明显者，常用葛根芩连汤清热泻火、化湿解毒，温清饮泻火解毒、养血和营，当归六黄汤滋阴泻火、解毒化湿、益气和血；瘀浊之邪明显者，又常用当归贝母苦参丸化裁、桂枝茯苓丸等方药。此外，崔云认为肺为水上之源，本病亦当从宣发肺气入手，提壶揭盖，故常加入紫菀、麦冬、桔梗开宣肺气，宣通精室瘀浊。

孙洁认为小便的形成与排出是人体水液代谢的最后环节，排尿障碍的本质就是水液代谢障碍，人体代谢生理过程与津液和气化密切相关，故主张从津液和气化两个角度治疗本病。对于津液亡失者应除燥热、助气化，可予麻子仁丸、小承气汤加减；对于津液输布异常者当治以葛根汤、桂枝汤调和营卫；抑或风寒入里，停于半表半里脏腑之间的患者，由于少阳经气不利，影响津液输布，胃中水饮停留，上冲则心下悸，不能下承则小便不利，则用小柴胡汤；对于气化不足者当补益肾气，以肾气丸加减；对于气化不通者当以温通为要，以四逆散或者五苓散化裁。

5. 外治法治疗

冯鑫鑫等人运用升阳举陷针法（肾俞、膀胱俞、上髎、中脘、天枢、气海、足三里、神阙）治疗良性前列腺增生，与盐酸特拉唑嗪组对照，发现其临床疗效明显优于西药组，可明显减轻前列腺症状，增大尿流率，降低残余尿。应海舟等人采用曲骨、关元穴位针刺配合艾盒灸治疗本病，发现患者血清 C 反应蛋白、TNF-α 含量较治疗前均有所改善，全血高切黏度、全血低切黏度、聚集指数、红细胞刚性指数、纤维蛋白原水平均显著降低，表明其可促进尿道括约肌收缩和舒张、加快血液运行、改善血管痉挛、修复细胞损伤、抑制炎性反应的发生，改善尿频、尿急、小便困难、小便淋沥不尽等症状。黄颂敏等人运用毫火针刺疗法（关元、中极、肾俞、命门、太溪、三阴交）治疗肾阳虚损型良性前列腺增生 35 例，治疗后总有效率达 85.70%。严伟等人运用隔发酵附子饼灸关元穴治疗肾阳虚型良性前列腺增生 102 例，总有效率达 84.30%。叶必宏等人运用电热针（气海、关元、中极、水道）联合非那雄胺片和甲磺酸多沙唑嗪缓释片治疗良性前列腺增生尿潴留，发现其可有效缓解症状，提高导尿管拔除成功率。

三、前列腺癌

此病是前列腺上皮细胞恶性增生所致的一种泌尿系肿瘤，以尿频、尿急、尿流缓慢、尿线中断及逐渐出现排尿困难为主要表现，严重者可出现尿失禁、尿血和尿潴留等，并伴有前列腺硬结、会阴疼痛等不适症状。中医药可以有效改善前列腺癌患者的虚弱症状、调节免疫功能并且延长中位生存期，显著改善患者生活质量。

1. 病因病机

前列腺癌归属于中医学淋证、癃闭、尿血、癥瘕等范畴。崔云认为"虚"是疾病产生的内在基础，"湿、热、痰、瘀"是在"虚"的基础上形成的实邪，尤其以湿瘀互结为诱发诸邪的关键，打破前列腺甚至机体的阴阳平衡，导致癌毒的产生，同时使前列腺癌呈现本虚标实证候。何若苹认为前列腺癌的病因主要为先天不足和饮食不节，病机为肝肾阴亏，正气失司，湿热盘踞，或饮食不节，损伤脾胃，久酿成湿，湿热下注。孔祥辉等人采用中医体质调查表对191例前列腺癌患者体质进行调查，发现前列腺癌患者主要属于痰湿质、气虚质、血瘀质、阴虚质、阳虚质，且具有明显的年龄相关性，对于≤70岁的患者，痰湿质为这一年龄段主要存在的中医体质类型，年龄在71～80岁的患者体质类型以阴虚质和气虚质为主，年龄大于80岁的患者中医体质主要为气虚质及阳虚质。此外，有学者基于"诸湿肿满，皆属于脾"之说，结合前列腺癌患者直肠指诊时可触及肿大的前列腺，或可触及硬性结节，符合"肿满"的特点，加之尿道是水湿排泄的主要通路，前列腺包裹尿道，其导管与尿道相通，与水湿接触密切，从而认为湿蕴腺体、生邪化毒是前列腺癌的病理关键。

2. 辨证分型

周维顺按病程进展将此病分为3个证型：①湿热下注型，此证型属病变初期，局部症状不明显，可出现轻度尿频，排尿不畅，小便赤涩，阴囊潮湿，大便干结，舌质暗红，苔黄腻，脉滑数。②肝肾阴虚型，此属疾病中期，出现排尿困难，尿流变细，排尿疼痛，进行性加重，时有血尿，可有腰骶部及下腹部疼痛，头晕耳鸣，口干心烦，失眠盗汗，大便干燥，舌质红，苔少，脉细数。③气血两虚型，此时处于疾病晚期，患者神疲气短，面色苍白，纳呆水肿，尿痛尿闭，尿血及腐肉，腰骶部疼痛并向双下肢放射，舌淡，苔薄白，脉沉细无力。

冯正权结合自身临证经验，主张从肾论治，将晚期前列腺癌分为3个证型：①肝肾亏虚证，患者素体虚弱，或年老体衰，或长期房劳过度而导致肝肾不足，正气亏虚，外邪乘虚而入，客邪留滞不去，病邪久居而生瘤。主症见排尿困难，尿流变细，伴腰骶不适，下腹部疼痛，头晕耳鸣，腰膝酸软，五心烘热，口干咽燥，潮热盗汗，舌红少苔，脉沉细数。②脾肾两虚证，患者饮食不节，损伤脾胃，脾失健运，日久及肾。另外患者经历了长期的内分泌抗雄激素治疗或者放化疗、手术等治疗后使脾胃之气更加虚弱，后天无力滋养先天而成。主症见神疲乏力，面色无华，形体消瘦，腰痛不适，小便不畅，不思饮食，舌质淡红，脉沉而细。③肾虚瘀阻证，前列腺癌发展到晚期，患者必然久病入络、久病多瘀，肾虚日久，脉络失养，血行不畅而致血瘀。主症见小便不畅，点滴而下，或时通不通，伴刺痛，会阴部疼痛，腰酸乏力，舌质紫黯有瘀斑，舌下脉络瘀阻，脉细涩。

郭勇认为前列腺癌患者在接受治疗之前，以痰、湿、热、瘀等实邪为主，属湿热痰瘀证。当接受手术及术后辅助治疗后，伤及脏腑气血津液，使病症向正虚转化。如使用化疗药可致患者出现食欲不振、恶心呕吐等症状，辨属为气血亏虚证。而在放疗后许多患者出现发热、便秘、咽干口苦等症状，可归属于中医"热毒"的范畴。内分泌、靶向治疗也会导致患者出现皮炎、潮热等症状，亦会加深"热毒"的程度，属热毒伤阴证。

3. 治疗方法

（1）医家经验

崔云在治疗上主张扶正祛邪兼顾，结合《黄帝内经》所述"正气存内，邪不可干"及"邪之所凑，其气必虚"的思维，中医主张的"带瘤生存"理念及国医大师何任倡导的"不断扶正，适时祛邪，随证治之"的肿瘤中医辨治策略，提出"持续扶正，适时清毒，随证治之"的辨治思路。崔云基于前列腺癌的发病特点，将其运用到前列腺癌的治疗之中，确立并细致阐发了其具体内涵，包括"持续扶正"当重视补脾、以善其肾，方用补中益气汤、四君子汤加减；肝肾同求、益精壮骨，方以六味地黄汤化裁。"适时清毒"当把握时机、脉证合参，以清除湿热痰瘀为要。"随证治之"当根据尿路及疾病进展症状，调治放化疗及手术后遗症。此外，崔云临证还注重少用抗癌中药，以防加重机体损耗；少用类雄激素样中药，以防促进前列腺癌邪生长；提倡正确对待手术，以尽可能减少并发症；不因为确诊而坚持穿刺以防加重患者心理负担。

何若苹继承了国医大师何任的抗癌思想，认为治疗前列腺癌亦需恪守"不断扶正，适时祛邪，随证治之"的十二字原则。"不断扶正"包括补益肝肾和健脾和胃两个方面，方选六味地黄汤或四君子汤加减。"适时祛邪"涵盖了清热解毒、利水渗湿、化瘀通络、软坚散结、燥湿健脾等治法。清热解毒法常用白花蛇舌草、重楼、猫人参、白英等；利水渗湿法常用半枝莲、车前子、猪苓、积雪草等；化瘀通络法用药包括川芎、丹参、莪术、桃仁等；软坚散结法用药包括夏枯草、牡蛎、玄参、海藻等；燥湿健脾法用药包括薏苡仁、苍术等。"随证治之"即对术后尿失禁、化疗后肝功能异常、急性放射综合征、前列腺特异性抗原升高等情况进行随证处理。

张爱琴认为前列腺癌发病与肾、肝、脾三脏虚损密切相关，而肾、脾为先后天之本，若此二脏安和，一身皆治。故选药常以党参、太子参、山药、白术、黄芪等培补脾肾。人体年老天癸衰，病久阴精耗，加之内分泌治疗折损"先天之精"，致使元阴不足，则五脏之阴皆不能滋，水不涵木，尤以肝肾为主。故张爱琴喜用黄精、女贞子、墨旱莲等平补肝肾。然五脏相生，中医有"补母生子"之法，故医家常予北沙参、玉竹、百合、麦冬等养心肺之阴以补养肝肾。此外，由于生殖系统肿瘤的特殊性，以及内分泌治疗带来的不良反应，前列腺癌患者多有焦虑、抑郁、善疑易惊、乏力等表现，此为情志不畅、肝郁气滞。前列腺所处足厥阴肝经循行范围，内分泌治疗会加重肝气郁闭。张爱琴喜用五花饮加减疏肝解郁，或选用郁金、白芍、陈皮等药物以疏肝理气行滞。

（2）自拟方治疗

曹国平等人运用益气解毒祛瘀方（黄芪30g，太子参、猫爪草、车前草、黄柏、夏枯草、预知子、白花蛇舌草、石韦各15g，姜黄、郁金各10g）联合内分泌疗法治疗晚期前列腺癌，有效率达83.33%，且不良反应少；董柏祥运用扶正解毒汤（黄芪、白术、藤梨根、半枝莲各30g，猪苓、茯苓各20g，当归12g，党参、灵芝、北沙参、七叶一枝花各15g，五味子10g，绿萼梅8g）治疗前列腺癌，疗效确切。

（3）并发症治疗

①前列腺癌根治术后尿失禁：崔云主张"补脾为主，补肾为辅，兼顾实邪"的原则，在此基础上配入缩尿之品以缓解症状，崔云尤其善用缩泉丸，即配入山药、益智仁、乌药以缩尿固摄。此外，崔云认为膀胱失约的原因在于肾气不摄，同时亦表明下焦气机之不畅，其遵循"提壶揭盖"之法，于方中配入紫菀、五味子、麦冬、桔梗等药物调节上焦肺气，往往能够起到恢复下焦气机运化之功。程熙等人运用桑螵蛸散（熟地黄30g，桑螵蛸、龙骨、龟甲、人参、

当归、益智仁、杜仲各 20g，茯神、石菖蒲各 15g，远志 10g）联合西药盐酸米多君片治疗前列腺癌术后尿失禁患者，发现其可明显缓解尿失禁症状，有效率达 88.10%，并有效减少不良反应发生。陆琴琴等人运用温和灸（神阙、关元、气海、肾俞）联合盆底肌锻炼治疗前列腺癌根治术后尿失禁，发现可明显改善患者尿失禁症状、生活质量及尿动力学指标。

②前列腺癌伴失眠：罗娜等人运用重复经颅磁刺激仪（rTMS）联合穴位敷贴（双侧涌泉穴）的方法治疗前列腺癌伴失眠患者，发现其可促进皮质醇分泌，改善睡眠质量，疗效确切。他们还采用电子针疗仪耳穴电刺激（心穴、肾穴，疏密波）联合穴位贴敷（双侧涌泉穴）的方法，发现其能有效调节氨基酸类神经递质水平，显著改善失眠症状。此外，陈亚利等人发现耳穴埋籽（内分泌、神门、皮质下、心、肝、脾、交感）可显著改善前列腺癌患者的睡眠质量；而张晨光等人发现耳穴埋籽（肝穴、神门、皮质下、交感）用于晚期前列腺癌患者不仅可减轻癌性疼痛程度，改善睡眠状况，而且可调节外周血 T 淋巴细胞失调，增强细胞免疫功能。

③前列腺癌骨转移：崔云认为肝肾受损、骨气内虚是前列腺癌骨转移的根本，而湿热痰瘀胶结癌毒是促进前列腺癌骨转移和诱发骨痛的关键，故在治疗上应补益肝肾、扶正壮骨以治本，清除癌毒、祛邪止痛以治标，在补益肝肾方面崔云善用六味地黄汤化裁，清除癌毒在于清热化湿的同时健脾，常用薏苡仁、茯苓、白术、车前子、泽泻、黄芩、萆薢、栀子、连翘、天花粉等药。山广志认为前列腺癌骨转移的发生是由于机体正气亏虚加上外感六淫、情志内伤、饮食劳倦等病因作用于机体，阻碍气机的运行，气机不利则血行不畅、津液失于输布，聚而为痰，痰凝气滞，瘀阻脉络，痰气瘀毒胶结，日久则发为癌肿；而癌肿之患日久则进一步消耗人体正气，导致肾精衰竭、髓海空虚。骨髓空虚则癌毒易流窜至筋骨，聚而成瘤，使得气血津液输布失司，导致"不通则痛"。另外，由于患者久病气血亏虚，经络失养，脏腑亏损而致"不荣则痛"。治疗上山广志推崇滋补肾气、填精固本，方用金匮肾气丸；调和脾胃培土滋源，方用六君子汤；和解气血通达枢机，常于方中加入杏仁、桔梗、瓜蒌、枇杷叶等药。此外，山广志善用配合中药局部外治法，如热熨、艾灸、针刺、耳穴压豆等，使药物直接经皮吸收，快速起效。

第四节　男科杂病

一、附睾炎

该病是男性生殖系统中常见的感染性疾病，主要特点是附睾的疼痛及肿胀，可伴有发热，依据病程长短又有急性和慢性之分。临床就诊患者表现为慢性附睾炎者多无急性发作史，反复急性发作者较少，慢性附睾炎在临床中较多见。慢性附睾炎可分为慢性炎症性附睾炎、阻塞性附睾炎和慢性附睾痛。附睾炎治疗不及时常可转为慢性而导致迁延不愈，以致累及睾丸，导致生殖功能下降，若双侧睾丸炎症则会影响生育，患者面临着较重的心理负担。临床西医主要以消炎、止痛、理疗等保守治疗方式为主，甚至手术切除附睾，但获得的临床疗效比较有限，且不适用于长期应用，易产生不良反应。中医药在治疗急性附睾炎及其并发症等方面具有起效快、不易产生抗药性、预后良好、有效预防慢性附睾炎等优势。

1. 病因病机

中医学将睾丸及其附睾统称为"肾子"，附睾炎在中医学中没有对应的病名，但是根据其疾病的临床表现，可将其归类为"子痈"或"子痛"的范畴。《外科证治全书》中记载："肾子作痛，下坠不能升上，外观红色者，子痈也。或左或右，故俗名偏坠，迟则溃烂莫治。"情志不舒、寒湿入侵、饮食不洁、跌扑损伤、外感湿热、房事不节、劳累过度是此症发生的主要病因。病位在附睾，涉及精索及睾丸，中医辨证与肝、脾、肾关系密切，急性附睾炎病性一般属实热或湿热证，慢性者的常见病性有标本、虚实、寒热等不同方面。《素问·举痛论》曰："厥阴之脉者，络阴器，系于肝。"本病多由于湿热下注厥阴之络，以致气血凝滞而成，初病多实，久病多虚。根据患者疼痛部位与性质，医家认为其病机为邪热郁于肝经，治以清热、解毒、疏肝、散结为法。崔云认为，其病位与肝、脾、肾三脏关系密切，尤以脾为要。因此，他认为脾虚失运、肾子失养是导致附睾炎的基本发病病机，并贯穿于本病的各个阶段。附睾炎虽以年轻人多见，但仍然以正虚为本、邪实为标，浊毒下注是其主要的致病因素之一。

2. 辨证分型

目前，中医界对慢性附睾炎的辨证分型尚无统一标准，各医家学者结合自身临床经验，提出不同的分型方法。崔云将本病分为4个证型：湿热蕴结型、气滞血瘀型、寒滞肝脉型、痰瘀阻络型。秦国政从痰瘀互结和气血亏虚2个证型论治。徐福松根据临床经验将本病分为湿热蕴结型、寒客肝脉型、气滞血瘀型3个证型。

3. 治疗方法

（1）辨证治疗

①气滞血瘀型：患者主要表现为阴囊胀痛，或时而刺痛，牵引少腹，症状加重与情绪变化有一定关联，伴见心烦易怒、胸闷胁胀、嗳气寐差等，舌质偏暗或有瘀斑、苔薄白，脉弦或涩。肝主疏泄，肝气郁结，气机不畅，不通则痛，故肝经气滞血瘀可引发附睾胀痛或刺痛。宾彬等以疏肝理气、活血止痛为治疗大法，运用自拟方柴橘汤（柴胡、青皮、陈皮、橘核、荔枝核、白芍、延胡索、蒲公英、泽兰、夏枯草）治疗本病200例，疗程8周，总有效率达88.50%。杨正祥以理气止痛、活血通络为治则，兼顾软坚散结，灵活运用棱莪汤［三棱、莪术、穿山甲（代）、小茴香、槟榔、黄连、青皮、柴胡、黄柏、乌药、川楝子、泽兰、赤芍、延胡索］治疗慢性附睾炎51例，疗程1～2个月，总有效率达96.10%。谢圣扬等运用自拟行气活血方（丹参、柴胡、枳壳、川芎、延胡索、王不留行、三棱、莪术、当归、甘草）治疗慢性附睾炎45例，疗程4周，总有效率达86.70%。

②湿热瘀阻型：患者多表现为附睾酸痛、肿胀，阴囊潮湿或瘙痒，或伴有小便短赤、口苦口干、纳差泛恶等症状，舌质偏红、苔黄腻，脉滑数或滞涩。患者平素喜食膏粱厚味之品，或嗜辣嗜酒，可致湿热内生，热及肝经，循经下注附睾，局部湿热蕴结，气血运行不畅，日久成瘀，附睾血壅热聚而发为本病。刘启槐以清热利湿、消瘀散结为治则，以桂枝茯苓丸合薏苡附子败酱散加味（桂枝、牡丹皮、茯苓、荔枝核、川牛膝、赤芍、薏苡仁、丹参、败酱草）治疗湿热瘀阻型慢性附睾炎，每获良效。高倩倩等亦运用桂枝茯苓丸联合五味消毒饮加味（桂枝、桃仁、甘草、川牛膝、牡丹皮、天葵子、茯苓、赤芍、金

银花、野菊花、紫花地丁、蒲公英、丹参、土鳖虫、乌药）治疗瘀热互结型慢性附睾炎患者 37 例，疗程 8 周，总有效率达 91.04%。

③肝肾亏虚型：患者多表现为久病，附睾硬结不消，时有隐痛，阴囊冷痛，酸重不适，或阴囊皮肤麻木，伴见腰酸乏力、心悸气短、头晕目眩等症状，舌淡红、少苔，脉沉细。肾开窍于前后二阴。张景岳曰："二阴之所用也，无非气血。"慢性附睾炎病机复杂，迁延难愈，病久则伤及正气，正气亏虚，气血凝滞，脉络瘀阻，聚于附睾而成结块；或病久累及肝肾，肝肾亏虚，也可导致本病迁延难愈。故对于年老体弱、久治不愈的患者，医家多从肝肾不足、气血亏虚的角度来辨治。周玉春等采用独活寄生汤（独活、桑寄生、川牛膝、秦艽、茯苓、防风、当归、赤芍、杜仲、党参、生地黄、川芎、细辛、肉桂、甘草）治疗本病患者 43 例，治疗 4 周，结果为总有效率为 88.37%，且患者的慢性附睾炎症状指数评分（CESI）、生活质量评分及总评分皆较治疗前明显改善（$P < 0.05$）。赵玉珍及王爱武等通过动物实验研究发现，独活寄生汤具有良好的抗炎、镇痛、提高非特异性免疫功能、调节免疫平衡、扩张血管、改善循环等药理作用。

（2）外治法

《理瀹骈文》云："外治之理即内治之理，外治之药亦即内治之药。"中药外治法最具中医特色，药物直接作用于阴囊皮肤，大幅增加了吸收面积，可使有效成分迅速吸收，明显改善症状。真皮的 90% 是血管丰富的结缔组织，有效成分可透过表皮，通过血液循环而转运吸收到体内。不同部位的皮肤，其吸收能力亦有较大差别，而阴囊皮肤的渗透性最好，吸收能力最强。陈建莉按照数字表法将门诊慢性附睾炎患者随机分为对照组和观察组各 38 例，对照组采用左氧氟沙星片口服治疗，观察组在对照组用药基础上联合中药活血通瘀膏外敷治疗。药物组成：天花粉、桃仁、当归、王不留行、荔枝核各 10g，乳香、没药各 6g，调成糊状，敷在肿胀不适的部位，治疗 3 周后，观察组的总有效率为 86.84%，显著高于对照组（$P < 0.05$）。中药外敷能改善局部的微循环，促进局部血液流速及血肿吸收，从而达到减轻炎症反应的目的，利用活血通瘀膏外敷对治疗慢性附睾炎有很好的疗效，值得临床借鉴。周美儿等将门诊诊断为急性附睾炎的患者分为观察组 40 例和对照组 39 例，对照组予头孢类抗生素加生理盐水静脉滴注，每日 1 次，连用 7～10 天；观察组在对照组的基础上加用玄明粉持续外敷，保证玄明粉充分接触病灶处，10 天为 1 个疗程。治疗后观察组明显优于对照组。玄明粉是芒硝风化失去结晶水而成的白色粉末，味咸、

苦，性寒，归大肠、心、肺、胃经，咸能软坚散结，苦寒攻下热结治热病，具有软坚散结、清热消肿、清肺解暑、泄热通便功效。主治实热积滞、痈疽肿毒等。玄明粉外敷具有清热解毒、消肿止痛作用，阴囊表面有许多皱壁，敷上药粉后能大大增加吸收药物面积，以利快速收到药效，改善局部症状。在常规治疗基础上，内服药物联合玄明粉外敷治疗急性附睾炎，无毒副作用，症状改善明显，临床疗效满意，值得进一步研究。汪明德将门诊病人随机分为中药治疗组 92 例和西药治疗组 54 例，中药组以荔橘汤煎剂加减治疗（荔枝核 30g、橘核 15g、柴胡 15g、延胡索 15g 等），煎至 200mL 左右保留灌肠。结果为中药组的有效率为 92.39%，远远超过对照组。杨梅等研究发现使用中药薰药温度阈值调控对湿热下注型附睾炎患者疗效极佳，在患者精子质量、中医证候积分、附睾区舒适度的改善方面更加显著，治疗总有效率也显著提高。

（3）中西医结合治疗

单纯的西医或中医治疗具有一定的局限性，而医生遵照多种途径、联合治疗的原则所采取的综合治疗方案，往往能获得更加理想的疗效。梁钰龙将 60 例急性附睾炎患者，分成观察组和对照组。对照组采用盐酸左氧氟沙星注射液治疗急性附睾炎。观察组在对照组用药方式的基础上，加用复方丹参片。结果显示，观察组西医临床疗效总有效率 96.67%，高于对照组总有效率 73.33%，差异有统计学意义。同时，观察组的精子畸形率少于对照组，精子活动率和活力均高于对照组。提示应用复方丹参片治疗急性附睾炎疗效可靠，同时也能有效地增强患者的生殖能力。陈建和采用中西医结合治疗急、慢性附睾炎患者 68 例，中药基本方（黄芪、七叶一枝花、当归、百部、丝瓜络等）进行随证加减化裁，急性期加用西药氨苄青霉素加庆大霉素，或头孢拉定口服，脓成后切开引流，随访 2 月以上，仅有 3 例复发，复发后重复治疗仍然有效。

（4）其他疗法

郑武等将 96 例急性附睾炎患者按随机数字表法分为治疗组 56 例和对照组 40 例，对照组予 2% 聚维酮碘溶液消毒患侧阴囊及腹股沟处皮肤后，以 2% 利多卡因针 5mL、阿米卡星针 0.2g、地塞米松针 5mg，行患侧精索鞘膜内封闭，每周 2 次。治疗组则在上述治疗基础上加用中药外洗基本方用龙胆泻肝汤加减，治疗 14 天后，治疗组的有效率 92.90%，远高于对照组的 82.50%，研究表明，龙胆泻肝汤加减外洗结合精索封闭治疗急性附睾炎疗效确切可靠，操作简单，易于掌握且副作用少，是提高急性附睾炎临床疗效的一种重要思路和方法。

二、血精

在临床上属于男科的常见病、多发病，血精的发病机制主要与精囊的炎性改变密切相关。中医学对本病的认识比较早，治疗方法丰富。血精是泌尿男科临床常见症状之一，青年及中老年均可发生，常见于 40 岁以下青壮年，具有自发性、短暂性及自愈性的特点，部分患者反复发作，经久不愈发展成顽固性血精。浙派各医家对血精治疗颇有感触，具体总结梳理如下。

1. 病因病机

中医范畴的血精主要是肉眼血精，是男科常见病之一，伴有或不伴有射精痛，常可引起患者精神紧张、恐惧不安。中医认为血精是以血液不循常道、溢于脉外为特点的一种病症，当属衄证，涉及多个脏腑组织。它既可作为疾病单独出现，又可以症状形式伴见于其他病症过程中，病位在下焦精室，病因与外感湿热、过食辛辣醇酒、恣情纵欲有关。血精的病位在"精室"，病因病机不外乎虚实两端。虚证多由于肾阴不足、虚火扰动精室或肝阴不足、相火旺盛灼伤血络引发该病。实证主要有湿热、血瘀，其中，湿热瘀滞是实证的主要病机，湿热之邪贯穿疾病的全过程。邪气侵袭，脾胃不足，酿生湿热，湿热下注，或瘀血阻滞、血不循经导致血精。范曾认为血精的病因有 3 种：一者，饮食不节，嗜食肥甘，酿湿生热，流注下焦；抑或房事不洁，邪毒外感，循经下注，扰动精室，血精乃现。二者，久病虚劳，气血俱损，肾气亏虚，不能藏精；或房劳过度，恣情纵欲，致使肾阴亏虚，相火妄动，灼伤精室脉络，均可造成血精。三者，脾胃气虚，失于固摄，血液运行不循经络，溢于脉外而致血精。

2. 辨证分型

崔云将血精分为血热妄行、湿热蕴结、瘀血阻络、肾虚精关不固、心脾气虚、肾阴亏虚 6 种类型。吴忠明认为血精属中医"精浊""赤浊"范畴，主要为下焦湿热证，多兼阴虚火旺，日久，年老体弱者兼气阴两虚。俞大毛将血精分为 5 种类型，阴虚火旺型、湿热蕴结型、血不循经型、脾肾两虚型、瘀血阻络型。徐存志将血精分为气阴两虚型、湿热下注型。范曾将血精分为湿热下注型、阴虚火旺型、脾肾两虚型。

3. 治疗方法

（1）辨证论治

黄向阳认为，房劳过度则伤肾，肾阴不足，虚火自炎，梦交或性交之时，欲火更旺，或因外感或因内生湿热，下注精室，精室被扰，血从内溢乃成血精，故以仙鹤地黄汤治之。方中仙鹤草收敛止血，生地黄、山茱萸、墨旱莲滋阴补肾涩血，大蓟、小蓟、白茅根清热凉血止血，黄柏炭、牡丹皮炭、血余炭清热凉血涩血。诸药合用共奏滋阴益肾、清热凉血涩血之效，药力直达精室，湿热得清，肾虚得复，诸症自愈。

崔云认为房劳过度，手淫频繁，肾精亏损，相火炽盛，精室被扰，致使血液与精液妄行。常见患者排出精液色红量少，射精疼痛，睾丸有坠胀感，虚烦不寐，五心烦热，梦遗血精，潮热盗汗，口燥咽干，性情急躁，腰膝酸软，小便黄赤，舌红苔少，脉细数。治宜滋阴降火、凉血止血。方用知柏地黄丸合二至丸加减。肝郁化火，疏泄失职，湿热蕴结，下扰精室，灼伤血络，以致精血夹杂而出。常见患者排出精液色鲜红量多，射精时疼痛，性欲亢进，性情急躁易怒，口干且苦，夜寐不安，口舌生疮，腰酸乏力，小便频数黄赤，灼热而痛，大便干结，舌质红，苔黄腻，脉滑数。治宜清利湿热、泻火凉血。方用龙胆泻肝汤合导赤散加减。阴部外伤，络破血溢，瘀血阻络，气血郁滞，血不归经，随精液而出。常见排出精液呈黯红色，或挟血块，射精不爽而刺痛，下阴部坠胀而痛，夜间尤甚，舌质紫黯或有瘀点，脉弦涩。治宜活血化瘀、通络止血。方用少腹逐瘀汤加减。素体虚弱，劳倦过度，以致心脾两经之阳气受损，气虚不能摄血，血随精液下溢。常见患者排出精液色淡红而稀，性欲减退，神疲乏力，不耐劳作，甚则气短懒言，面色不华，头昏眼花，心悸怔忡。治宜温阳益气、固精摄血。方用补中益气汤合桂枝龙骨牡蛎汤、金锁固精丸加减。素体肾阴亏虚，复因心神过用，更损肾阴，乃致肾水不济心火，心火亢盛，相火扰动精室，血络损伤。常见患者血精色红量少，心悸，健忘，失眠，遗精，潮热，盗汗，咽干口燥，舌红，脉细数等症状，多伴有神经衰弱。治宜滋阴泻火、交通心肾。方用黄连阿胶汤加减。

俞大毛以滋阴降火、凉血止血法治疗血精，方用知柏地黄丸或大补阴丸合二至丸加减。治法以清利湿热、泻火凉血，常用龙胆泻肝汤合二至丸加减。以解毒清热、凉血活血，常用五味消毒饮合小蓟饮子加减。以健脾补肾、益气摄血，用归脾汤合补中益气汤加减。以活血化瘀、通络止痛，常用少腹逐瘀汤加减。

叶维设认为血精属炎症性出血。精室瘀阻，血不循经，施泄于肾可致血精。在治疗上，重抓其本、行其气、祛其瘀。《丹溪手镜》谓："治血用行气，治气用行血。"《血证论》云："凡治血者，必先以祛瘀为要。"故方用柴胡、青皮疏肝理气，川牛膝、桃仁、红花活血破瘀，当归、白芍补血和营，白术健脾补中，防邪去正伤。诸药合用，使气行瘀散，新血得生，离经之血复源，则精血自分，各行其道，疾病乃愈。

沈绍英临床对血精治疗以龙芽草根合剂为基本方，湿热型患者以龙胆泻肝汤治之。脾肾两亏，统摄失司，血溢精流，用补中益气汤或无比山药丸合治。外伤性患者血络受损，血随精溢，拟用桃红四物汤、十灰散、云南白药协同施治。肾阴亏虚，相火煎熬精液，迫血妄行，精血相杂而泄，即以龙芽草根合剂合知柏地黄汤主治。龙芽草根合剂以龙芽草根、白茅根、生地黄、甘草组成。

李松贤见腰腿酸软，神疲乏力，形体消瘦，头晕，夜寐多梦，两侧耳鸣，咽干唇红，小便短黄，舌边红，苔薄白，脉弦细数的患者。综此脉证，乃系肾阴亏虚，虚火内动，扰动精室，热迫血行，血随精出。治宜滋阴泻火，凉血止血。方用知柏地黄汤加味治疗。

范曾认为，湿热下注型患者见于急性精囊炎或慢性精囊炎急性发作期。出血量多，色鲜红或略偏暗，可伴尿频尿痛，少腹、会阴疼痛，射精时加重，舌质红，苔黄腻，脉象滑数。治以清热化湿、凉血止血。医家可选用龙胆泻肝汤合四妙散加减。阴虚火旺型患者见于久病迁延不愈，耗伤肾阴，相火妄动，出血色红而量少，可伴腰膝酸软，潮热盗汗，五心烦热，舌红苔黄，脉细数。治以滋阴泻火、凉血止血。临床宜选用知柏地黄汤合二至丸加减。脾肾两虚型患者亦见于精囊炎的后期阶段，多由病情迁延，气血耗伤所致。症见血精日久，色淡红、质清稀，可有小腹、肛门重坠不适。伴面色无华、头目眩晕、神疲乏力等全身症状，舌淡苔白，脉象虚弱。治以补气养血摄血。可选补中益气汤合右归丸加减。

（2）自拟方

何益新用清精汤治疗血精，药物组成：败酱草、墨旱莲、鹿衔草、土茯苓、虎杖各 30g，生地黄 25g，牡丹皮 10g、茜草 12g、牛膝 15g、小蓟 20g、琥珀粉（冲服）、甘草各 5g。加减：阴虚火旺加知母 15g、黄柏 12g；肝经湿热下注加龙胆 8g、石韦 30g；血精日久去生地黄，加黄芪 30g；阴囊和睾丸坠胀不适加橘核 10g；频发遗精加莲须 15g、金樱子 15g；腰酸膝软加续断 30g、杜仲 12g。15 天为 1 个疗程。

吴忠明采用抗生素连续抗炎治疗，并结合中药清热利湿、滋阴降火、凉血固精治疗精囊炎性血精，自拟中药方中知母、黄柏泻肾火；金钱草、石韦、车前子、甘草清热利湿；鱼腥草、蒲公英清热解湿毒；生地黄炭、藕节炭、仙鹤草、白茅根清热凉血止血；由此共达滋阴降火、清热利湿、凉血固精之功效，使精囊炎迅速消除。

徐存志自拟血精宁，生地黄、山药、山茱萸、茯苓、牡丹皮、泽泻、仙鹤草辨证治疗血精。他认为嗜好烟酒、肥甘之品，导致脾胃积湿化热，湿热下注，伤及精室，故见血精。湿热浸淫，弥及肝经，肝失疏泄，则头痛头晕，烦躁不安。湿热郁滞，经脉闭阻，则见阴部胀痛。用生地黄、山茱萸、山药滋养肝脾肾；泽泻、茯苓、牡丹皮渗湿浊并能清虚热；仙鹤草、紫草止血，黄柏、知母、滑石、甘草清热利湿，则湿热外出，血精自愈。若房劳过度，频频性交，耗伤络脉，则易见血精。元气不足，精神失守，则有胸闷气急，多汗。脾阳不振，摄纳无力，则面色苍白，四肢无力。这些为阴损及阳、气阴两虚之候，若延误失治，耗竭精室，精、气、神大损，则有亡阳之危，故加党参、黄芪益气固本；芡实、墨旱莲养阴止血，如此标本兼治，每每取效。

吴伯聪运用中药滋阴清热、益气活血法治疗血精效果明显。具体用药为：知母10g、生地黄10g、黄芪30g、赤芍15g、三七粉3g、牡丹皮10g、黄连5g、炒栀子10g、茜草15g、地榆10g、蒲黄炭10g。加减法：排尿时灼热不适或尿急尿频，精液中白细胞较多时，加半枝莲30g、龙胆10g；患者兼有腰骶酸痛、性欲减退者，加淫羊藿15g、杜仲10g、枸杞子10g；下腹、睾丸、会阴胀痛不适加乳香6g、没药6g、延胡索15g。他认为，肾气虚弱则统摄不能，阴虚火旺则血络损伤，故精血俱出；热入精室，迫血妄行，排精带血；瘀血内阻，血行不畅，血溢脉外，射精夹血。治疗应滋肾清热、益气活血。方中赤芍、茜草、蒲黄炭、地榆、三七粉既能活血凉血又能止血不留瘀，对消除血精起到很大作用。据现代医学研究：活血祛瘀药物能改变血液流变状态，改善微循环，促进血行，改善组织营养，同时具有抗感染、消炎作用；黄连、炒栀子可以清热燥湿、泻火解毒，有很强的杀灭病原体、消除炎症的功效；知母、生地黄、牡丹皮可以滋阴、泄热、凉血，消除虚火，使受伤血络愈合，血精自止；重用黄芪补气生血，托毒排脓，提高机体的免疫力和增强白细胞的吞噬功能。诸药协同作用，使肾阴充足，虚火自灭，邪热消除，精室络脉平和，精囊腺体局部血流灌注增加，长期充血得以改善，纤维组织软化，炎症分泌物得以排泄，病原体渐被杀灭，慢性炎症逐渐消退，血精消除，腺体功能逐渐恢复正常。

（3）成药方

颜朝旭在临床治疗中发现给予血精患者云南白药口服后血精迅速消失。云南白药具有活血散瘀、消炎消肿、祛毒之功。针对无明显阳性发现的精囊炎持续血精患者可试给予云南白药治疗。因病例少，其具体疗效机制尚待观察总结。

三、阴茎硬结症

阴茎硬结症（peyronie's disease，PD）是一种男科常见疾病，在阴茎上常形成单个或多个硬结，接触质硬，亦称阴茎纤维性海绵体炎、结节性阴茎海绵体炎、海绵体纤维化等。该病常导致阴茎向病侧弯曲、勃起疼痛、阴茎功能性缩短、勃起功能障碍，以及焦虑、抑郁等精神症状。该病发病机制尚未完全清楚，一般认为与遗传因素和阴茎外伤后的炎症反应有关。近年来，PD 总发病率及该病继发性 ED 的发生率均有增加趋势。西医尚无有效治疗方法。《医宗金鉴》记载"下疳"统名"疳疮"，赵炳南将 PD 中医病名命名为玉茎结疽，因其具有阴茎皮色不变、皮温不高、结节较硬、疼痛不甚、从不破溃等特点，属于阴证，治疗上不同于阳疮，需加以清热解毒透脓之品，秉承散结之法。浙派各医家在本病治疗方面颇有建树，具体综述如下。

1. 病因病机

阴茎硬结症是一种严重影响男性阴茎勃起功能的疾病，是因阴茎白膜损伤后修复障碍而导致阴茎背侧或外侧出现散在或连续性的板块或硬结的病变，通常伴有阴茎弯曲、疼痛甚至勃起功能障碍等症状。目前该病的发病机制尚未完全明确。全球 0.4% ~ 3.5% 的成年男性患有阴茎硬结症。西医学多口服维生素 E 或手术治疗，但单一维生素 E 疗效欠佳，而手术治疗阴茎硬结症又具有创伤性，且硬结多发，术后极易再生。

中医无阴茎硬结症病名，中医谓之阴茎痰核。明代汪机《外科理例》记载了该病，"一弱人茎根结核，如大豆许，劳则肿痛"，医家多将该病归于"阴茎痰核""玉茎结疽"等范畴。该病属于前阴疾病，发病部位在阴茎，阴茎为宗筋之所汇，肝主筋；又因为阴茎内有精道通过，足少阴之筋并太阴之筋而上，循阴股，结于阴器，有"肾主阴器"之说；《素问·厥论》记载"前阴者，宗筋之所聚，太阴阳明之所合"，且阳明主润宗筋，因而该病的发生与肝、脾、肾的脏腑功能失调有关。

2. 辨证分型

中医药治疗该病的辨证分型目前尚无统一的标准，各医家结合各自的临床经验，提出了不同的分型原则。崔云将该病分为 3 个证型：浊痰凝结证、痰瘀互阻证、阴虚痰火证。有学者将该病分为痰浊凝聚证、血脉瘀滞证等。也有学者将该病分为气滞痰凝证、痰浊凝结证、痰瘀互阻证、阴虚火旺证4个证型或肾虚精弱证、脾虚气弱证、血脉瘀滞证3个证型。

（1）气滞血瘀证

主症：①阴茎可明显触及斑块或结节，质地偏硬；②阴茎平素或勃起时有胀痛或刺痛，疼痛部位固定。次症：①胁肋不舒；②口唇紫暗；③腰痛畏寒。舌脉：舌质黯或有瘀点、瘀斑，苔薄白；脉弦或涩。具备主症2项和次症2项，参照舌脉，即辨证为气滞血瘀证。

（2）痰瘀互结证

主症：①阴茎可触及斑块或结节，质地中等；②阴茎平素或勃起时疼痛不显，多为钝痛，疼痛部位可不固定。次症：①腰部或会阴部疼痛发重；②口唇紫暗；③胸闷咳痰。舌脉：舌质黯或淡，苔薄白或白腻；脉涩或滑。具备主症2项和次症2项，参照舌脉，即辨证为痰瘀互结证。

（3）气虚络阻证

主症：①阴茎可触及斑块或结节，质地偏软；②阴茎平素或勃起时隐隐作痛。次症：①腰膝酸软；②口唇色淡或紫暗；③勃起困难或不坚。舌脉：舌质黯或淡，苔少或薄白；脉涩或沉。具备主症2项和次症2项，参照舌脉，即辨证为气虚络阻证。

3. 治疗方法

（1）辨证论治

若患者年事高，则肾阳衰微，脾主运化功能下降，痰湿内生；痰湿内停影响气机升降，痰阻气滞；气滞则血瘀，终致痰瘀凝聚宗筋，日久而成结节。宗筋经络受阻，故勃起疼痛，患者常表现为脸色苍白，舌质淡，苔白滑，脉弦涩，乃肾阳虚衰、肝郁气滞、痰瘀凝结之证。治宜温阳补肾，行气活血，化痰散结。橘核丸加味主之。处方：橘核15g、海藻15g、昆布15g、海带15g、川楝子15g、桃仁15g、厚朴6g、木通6g、枳实6g、延胡索12g、肉桂4g（分次冲服）、木香6g、芥子12g、穿山甲（免煎颗粒）（代）10g、淫羊藿15g。另外，阴茎属足厥阴肝经所过之处，治疗阴茎痰核应该从足厥阴肝经论治。橘核丸出自《重订严氏济生方》。《医方集解》曰："此足厥阴药也……橘核、木香能入厥阴气分而行气；桃仁、延胡能入厥阴血分而活血；川楝、木通能导小肠膀胱之热，由小便下行，所以祛湿；官桂能平肝暖肾，补肾命之火，所以祛寒；厚朴、枳实，并能行结水而破宿血；昆布、藻、带，咸润下而软坚，寒行水以泄热，同为散肿消坚之剂也。"本方另加芥子利气化痰、温中散寒、通络止痛。又加穿山甲（代）活血散结、通络止痛。张锡纯《医学衷中参西录》云："穿山甲味淡性平，气腥而窜，其走窜之性，无微不至，故能宣通脏腑，贯彻经络，透达关窍，血凝血聚为病，皆能开之，以治疗痈，放胆用之，立见功效。"再加淫羊藿补肾壮阳。诸药合用，可直达厥阴肝经，共奏温补肾阳、行气止痛、软坚散结之功。痰凝瘀血既是病理产物又是致病因素，治疗重在行气活血，但温阳更是关键，正如《素问·调经论》所云："血气者，喜温而恶寒，寒则泣不能流，温则消而去之。"

（2）中西医结合治疗

对于脾肾两虚、痰瘀互结型阴茎痰核患者，程华焱等予以自拟化瘀散结汤进行补肾健脾、化瘀散结治疗。药物组成：黄芪、党参各15g，补骨脂、枸杞子、当归、牛膝、赤芍、莪术、荔枝核、陈皮、茯苓、川芎、桔梗、桑椹、香附、枳实各10g，柴胡、乳香、没药、甘草各6g。同时配合口服维生素E200mg。本病属中医"玉茎结疽"或"阴茎痰核"范畴。盖前阴者，宗筋之所聚也，太阴阳明之所合，如果外伤阴器，血瘀宗筋，脉络不畅，聚而成结，或肝肾不足、脾虚生痰，痰浊凝聚宗筋亦可成结。因此，气滞血瘀、肝肾不足、痰浊凝聚、脾胃虚弱为其主要病机。化瘀散结汤中补骨脂、枸杞子、桑椹、当归等药补肝肾、填精髓；莪术、赤芍、川芎活血化瘀；乳香、没药、荔枝核理气散结；柴胡、桔梗、陈皮、香附、枳实，疏肝理气，以助活血化瘀、行气散结之功；黄芪、党参、茯苓健脾益气，以助化痰散结；牛膝引药下行，以助药达病所；甘草调和诸药。诸药合用，共奏补肾化瘀、活血散结之效。维生素E系自由基清除剂，是最早应用于阴茎硬结症的药物。两者相合，可缩短病程，加快斑块的软化、吸收。

陶秀林等运用中药汤剂配合西药治疗也颇具疗效。组方如下：黄芪15g、党参12g、当归10g、牛膝10g、赤芍10g、乳香9g、没药9g、白术9g、柴胡10g、陈皮9g、补骨脂12g、枸杞子9g、茯苓3g、甘草9g、白芍9g、橘核9g、桑椹12g、香附10g、枳实9g。每日1剂。西医采用醋酸确炎舒松-A局部注射治疗，3个月后患者自述症状有好转。

王超国等也自拟活血化瘀补肾散结汤，同时口服维生素E200mg，每日2次。1个月为1个疗程。组方如下：黄芪15g、党参12g、当归10g、牛膝10g、赤芍10g、乳香9g、没药9g、莪术9g、柴胡10g、荔枝核9g、陈皮9g、补骨脂12g、枸杞子12g、茯苓9g、甘草3g、川芎9g、桔梗9g、桑椹9g、香附

10g、枳实 9g。活血化瘀补肾散结汤治疗阴茎硬结症手术后复发，可缩短病程，取得较满意疗效。

四、泌尿系结石

泌尿系结石是男性泌尿系统最常见的疾病之一，中医称为"石淋"，其形成与外感风湿热邪、嗜食肥甘滋腻、情志失调及体虚劳累等多种因素相关。泌尿系结石临床表现为腰腹绞痛或尿痛，疼痛剧烈呈放射状，并伴有排尿困难、血尿等。随着医学的发展泌尿系结石的治疗已进入微创化时代，或采用解痉、止痛的方法对症处理，但其术后高复发率和并发症等问题尚未有效解决。中医对该病的认识较早，在缓解绞痛症状、促进结石排出、减少结石复发方面均积累了丰富经验，近年来浙派各医家治疗泌尿系结石的情况综述如下。

泌尿系结石，又称尿石症，包括上尿路结石（肾结石、输尿管结石）和下尿路结石（膀胱结石、尿道结石），是泌尿系统疾病中的常见病、多发病，以小便频数、短涩、滴沥刺痛、欲出未尽，小腹拘急引痛、腰痛、尿出砂石等为主要症状，具有发病急、易反复、类似急腹症的特点。西医认为主要是由于从尿液中析出的晶体物质，如钙、草酸盐、尿酸盐等物质，过多而发生聚集沉积所致，可能与年龄、饮食结构、生活方式、环境因素、尿路感染及遗传因素有关。本病男性发病多于女性。对于该病的治疗，临床上西医保守治疗经常在大量饮水、调整饮食、去除诱因等一般治疗的基础上，给予患者解痉止痛、防治感染、保护肾功能等对症治疗。对较大结石则予体外超声碎石手术、肾镜输尿管镜激光碎石术等治疗，但易复发，且术后易并发尿路感染。

1. 病因病机

中医对结石记载历史悠久，将泌尿系结石归为"石淋""砂淋""血淋""腰痛""癃闭"等范畴。《中藏经》中记载："砂淋者，脐腹中隐痛，小便难，其痛不可忍。"《诸病源候论》曰："肾主水，水结则化为石。"表明水液在人体代谢中，因肾气亏虚，气化功能失常，气不化水，水聚成湿，蕴而化热，久则煎熬成石的病理机制，形成结石后易阻塞尿道，从而出现各种症状。医家治疗主要采取辨证论治，以清热利湿、排石通淋、软坚化积、滋补肾阴等治法为主。病机主要是由于肾虚气化不利，下焦膀胱湿热蕴结日久、炼液成石，砂石阻滞经络气机从而引发的疼痛、尿血、小便不利等症状。病位在肾、膀胱和溺窍，肾虚为本，湿热、气滞血瘀为标。如《金匮要略心典》记载："淋病有数证，云小便如粟状者，即后世所谓石淋是也。乃膀胱为火热煏灼，水液结为滓质，犹海水煎熬而成咸碱也。"《诸病源候论》载："诸淋者，由肾虚膀胱热故也。"《古今医统大全》载："热在脬中，煎熬日积，轻则凝如脂膏，甚则结为砂石。"历代医家认为气滞血瘀是泌尿系结石的主要病理因素，结石为有形实邪，停留体内，势必阻滞气机，影响气血津液运行，重者卡顿于狭窄部位而出现局部疼痛、肾积水等症状。另外，结石易损伤脉络，可致出血，离经之血即是瘀血，瘀血阻滞影响气血运行，因此气滞血瘀在结石的发病过程中有重要的意义。正如《证治要诀》所云："治淋之法……若用本药不效，便宜施以调气之剂，盖津道之逆顺，皆一气之通塞为之也。"《丹溪心法要诀》指出："其膏淋、砂淋、石淋三者，必须开郁利气，破血滋阴方可也。"

2. 辨证分型

崔云常将本病分为湿热蕴结、气血瘀滞、肾气不足 3 个证型，同时临床辨证兼有肾阳虚、肾阴虚等证候。《诸病源候论》所言："石淋者，淋而出石也。肾主水，水结则化石，故肾客砂石。肾虚为热所乘，热则成淋。其病之状，小便则茎里痛，尿不能卒出，痛引少腹，膀胱里急，砂石从小便道出，甚者塞痛令闷绝。"治宜清热利湿、益肾通淋、通络排石。

3. 治疗方法

（1）辨证论治

叶世泽认为，尿石症乃湿热蕴结下焦，阻滞气机，致使气血运行不畅，津液运转不利，体液被热邪煎熬日久，聚而成石，因而湿热、瘀血是结石的主要病因，肾虚而致膀胱气化不利为结石形成的内在根本因素。故对于湿热蕴结型的尿石症，其以清热利湿、通淋排石为主要治则，辅以行气、活血、益气、补肾、养阴、助阳等治法。自拟石韦排石汤（石韦、金钱草、海金沙、鸡内金、瞿麦、滑石、车前子、王不留行、牛膝）。随症状加减用药：尿急、尿痛，伴尿道灼热者加木通、蒲公英、车前草；湿热盛者加苍术、黄柏；便秘者加大黄、枳实；绞痛者加延胡索、白芍；患者腰痛严重时加续断、杜仲；腹痛重者加川楝子、郁金、乌药；恶心呕吐者加法半夏、砂仁、藿香；气虚者加黄芪、党参、白术；肾阴虚者加女贞子、墨旱莲、枸杞子；肾阳虚者加淫羊藿、附子、菟丝子；结石较大者加三棱、夏枯草、穿山甲（代）、地龙。水煎服，每日 4 次，每次 200mL，日 1 剂。7 日为 1 个疗程，连续治疗 3 个疗程。医者并辅以电针治疗，选取肾俞、膀胱俞、委中、三阴交等穴位，用普通电针机，可调波，先弱后强，留针 15 分钟。除传统中药治疗与针灸治疗外，叶世泽也推崇运动治疗，他认为肾结石在下极者嘱其做床上倒立，并拍打结石部位；肾结石在上极及输尿管结石者嘱其做单（双）腿跳跃运动或跳绳等（注意：跳跃时需以足跟落地，以增加震动感，而高血压或有脑部疾病患者不宜以足跟落地），并嘱患者经常以双手拍打腰腹结石部位。

严仲庆认为此病肾气亏虚型患者以平素腰膝酸软，小便淋沥，时作时止，遇劳即发，发时腰痛较剧，尿有砂石，排尿无力，精神疲乏，耳鸣，舌淡体胖或有齿痕，脉沉细无力为主要临床表现。医者应从补肾益气、通淋排石论治，予金匮肾气丸加减，方中包含山茱萸 12g、熟地黄 15g、山药 12g、茯苓 15g、泽泻 15g、牡丹皮 12g、肉桂 6g、附片 6g、巴戟天 15g、牛膝 15g、菟丝子 10g、鸡内金 15g、冬葵子 15g、金钱草 30g 等药物。如兼有脾气虚，中气不足，少腹坠胀，小便点滴而出等症状的患者，加黄芪 30g、升麻 6g、柴胡 12g、白术 12g；兼有脾阳虚而腹胀便溏、形寒肢冷症状的患者，伍以真武汤，畏寒怕冷明显者加吴茱萸 6g、补骨脂 10g；疼痛甚者加白芍 30g、炙甘草 15g。

对于肾阴亏虚型泌尿系结石，斯红杰与姚光飞认为其多因肾阴亏虚，虚热内生，湿热蕴结下焦，煎熬尿液成石所致，治宜滋肾清热、利湿通淋排石。予滋肾通淋排石汤，药方组成：熟地黄 15g、生地黄 15g、黄芪 20g、山药 15g、泽泻 10g、茯苓 10g、牛膝 15g、车前子 10g、金钱草 15g、海金沙 10g、牡丹皮 10g、丹参 15g、白茅根 10g、石韦 10g、鸡内金（研末吞服）3g、蒲公英 15g。上方每日 1 剂，以水煎汁 400mL，分早晚 2 次温服，以 1 周为 1 个疗程，共治疗 2 个疗程。滋肾通淋排石汤方中，熟地黄、生地黄并用以滋肾填精、清热养阴凉血；黄芪益气利水；茯苓、泽泻利水泄浊；丹参、牡丹皮凉血散瘀；牛膝活血化瘀、利尿通淋；车前子、金钱草、海金沙清热利水通淋；石韦、白茅根合用以凉血止血、清热通淋；鸡内金化坚消石；蒲公英清热解毒，全方共奏滋肾活血、清热通淋、消坚排石之功效。

亦有学者认为本病多由湿热蕴结下焦，日积月累，尿中浊质凝结为石。一般多以清利湿热、通淋排石为治法。临床泌尿系结石多呈急腹痛发作，大都伴见腹胀痛、恶心呕吐、大便秘结。本病的病变在膀胱，膀胱是六腑之一，胃为六腑之主，胃气通降则六腑俱和。本病发作虽在尿路梗阻，但临床表现多属于腑气不通，治当通降腑气为主。故取复方大承气汤加减，取其通腑逐瘀、通淋泄热，使胃腑得降则膀胱腑气得通，以达到排石目的。方中加金钱草、海金沙、石韦、萹蓄清热通淋排石；大黄、玄明粉、枳实通降腑气；滑石、皂角刺化石消石；川牛膝、桃仁、赤芍并用以活血通络、引石下行；预知子活血止痛、利尿；甘草调和诸药。现代研究表明，本方中的金钱草、桃仁、大黄等不但有增加平滑肌蠕动、扩张平滑肌的作用，还能改善血液循环、降低毛细血管通透性，并有抗菌作用。

（2）针灸治疗

裴建卫认为，针灸疗法对于泌尿系结石症状缓解及利尿排石具有较理想的效果。相关研究发现，泌尿系结石的形成与代谢功能失调有关，针刺可运用经络腧穴手法予以调整。在促进结石排出方面，针刺可通过通经活络、解除平滑肌痉挛发挥作用。

曾科学等发现推拿按摩腰腹部等穴位经络能改善泌尿系统微循环，促进利尿排石，加快输尿管蠕动频率，增大蠕动波幅的生物信息效应，还具有解痉止痛、改善肾功能等效果。

刘利花等总结 41 篇针刺治疗泌尿系结石的文献，发现膀胱经、肾经及任脉为最常用的治疗经脉；肾俞、三阴交、足三里、膀胱俞、京门、中极、承山、关元为最常用的治疗穴位。而这些经脉和穴位均分布在与尿路系统密切相关的神经节段支配区内。肾俞穴在第 2 腰椎棘突旁开 1.5 寸处，可外散肾脏之热。足三里定位于犊鼻下 3 寸，胫骨前嵴外一横指，有调理脾胃、扶正培元、通经活络之功。三阴交为足太阴、足厥阴、足少阴交会穴，定位于内踝尖上 3 寸，胫骨内侧后缘，可调脾胃、益肝肾，兼调经行血。以上述 3 穴为主穴，辅以阿是穴，一方面可清热利湿、理气通络、通淋排石、止痛以治其标，另一方面又可健脾和中、补益肝肾以治其本。

马国琦在临床中常选择患侧肾俞、京门、飞扬、太溪、三阴交、涌泉穴，针刺得气后，用平补平泻捻转提插复式手法，每穴运针刺激 1 分钟，留针 30 分钟，依次间歇运针刺激 4 次，每日治疗 1 次。针刺取肾俞、京门、太溪、飞扬为俞募、原络配穴法，旨在益肾助气化；取三阴交、涌泉穴功用为清热利湿、行滞通络。

五、睾丸鞘膜积液

睾丸鞘膜积液是男性生殖系统常见疾病之一，本病在中医属“水疝”“阴肿”范畴，是睾丸鞘膜囊内液体积聚过多而形成的囊性病变。本病病因为各种原因导致睾丸鞘膜的分泌吸收功能异常，出现鞘膜囊内积聚过量液体而形成的病症，目前发病机制尚不清晰，可能与感染、损伤、肿瘤及鞘膜组织的先天性发育异常有关。临床表现为阴囊内有囊性感的卵圆形肿物，无痛无热皮色正常，小者无不适感，较大者自觉下坠，过大时则状如水晶，行动不便。由于积液过多，长期压迫睾丸，对睾丸造成局部血液循环障碍，严重者导致睾丸功能障碍，影响生育能力。西医学以手术穿刺引流及药物注射等治疗，但易复发，且有局部红肿发热，药物过敏等不良反应。近年来浙派各医家治疗鞘膜积液的情况综述如下。

1. 病因病机

《素问·脉解》认为："厥阴所谓癞疝。"《灵枢·经脉》认为足厥阴"病气逆则睾肿卒疝，实则挺长，虚则暴痒"。《儒门事亲》言："岂知诸疝，皆归肝经……惟厥阴言疝独多，为疝之主也。"即疝气为足厥阴肝经异常所致，且肝气上逆者可致此病急性发作。《诸病源候论》云："足少阴为肾之经，其气下通于阴，小儿有少阴之经，虚而受风邪者，邪气冲于阴，与血气相搏结，则阴肿也。"即肾气内虚，正气匮乏，与外感邪气虚实相因，致阴囊肿大。

崔云认为，肝肾既维持睾丸生理，又促进其水液代谢。肝肾功能的异常可表现为水液代谢障碍，留滞睾丸，排泄不及时变为睾丸鞘膜积液。导致肝肾异常的原因很多，首先是先天禀赋不足，尤其对于小儿稚气未充，肝肾不足常易内湿不化，御邪无力；成人房劳失节，肾精亏耗，肾阳亦随之而泄，蒸腾之力下降，且精亏则肝血不化，肝体不足则肝阳不用，不足以利水，综合导致水湿内聚；而情志致病者多因生活压力增大，工作不遂等导致肝气郁结，肝郁则水滞不行。诸多原因导致水液积聚，如体内水性趋下，睾丸居于下焦，故常受水湿困遏之弊。崔云指出仲景言："血不利则为水。"实际上水不利则脉道亦不通，加上肝气郁结，肾气不化，外感诸邪等因素，常使脉道受阻不利而为瘀，且肝肾同受脾胃之精，脾能运化水液，因此在论肝肾与睾丸鞘膜积液关系时，要结合脾虚和血瘀的因素。

鞘膜积液的病因有内因和外因之分。《灵枢·刺节真邪》云："故饮食不节，喜怒不时，津液内溢，乃下留于睾，水道不通，日大不休，俯仰不便，趋翔不能。此病荥然有水。"指出鞘膜积液的病因主要是饮食不节、情志不遂，病机则以"津液内溢"和"血道不通"为主。饮食不节则伤及脾胃，脾胃不运化故水湿滞留；情志失调则伤肝，肝气不舒则水道不通。《素问·逆调论》又言"肾者水脏，主津液"，肾与水液的运行关系密切，肾气蒸腾气化不及则水湿壅滞；水湿既滞，流注下焦，形成积液。肝脾肾均与水液运行关系密切，是导致鞘膜积液的重要因素。外因方面，如《三因极一病证方论》所言"疝之为病，随脏气虚实，感伤外邪，寒泣风散，暑郁湿着"，即外感风寒暑湿之邪皆可引发此病。《外科理例》言"醉后饮水入房，汗出遇风寒、湿毒乘聚于囊，名水疝也"，亦属外感致病的描述。

2. 辨证分型

崔云常将本病分为阴虚肝郁、阳虚肝郁、肝肾不足3个类型，同时临床辨证兼湿热蕴结、心脾不足等证。俞景茂擅治小儿睾丸鞘膜积液，他认为根据起病长短和临床证候，本病可分为急性期和缓解期，急性期多见于起病初期，水湿内盛，以肝郁水停证或寒湿瘀结证常见。缓解期为病程中后期或经治疗后的阶段，湿邪不甚，正虚为主，运化蒸腾无力，常见脾失健运证或脾肾两虚证。

3. 治疗方法

（1）辨证论治

睾丸现有或曾有炎症，可影响睾丸鞘膜的分泌和吸收功能，是患者形成睾丸鞘膜积液的一大原因。另外，患者情绪焦虑，肝郁气机不畅，且常感神疲乏力，腰酸怕冷，脾肾之阳匮乏，水液代谢障碍，是形成睾丸鞘膜积液的又一原因。对于这种类型的肝郁脾不足患者，崔云在治疗上经常肝脾肾同调，用四逆散疏肝理气，五苓散健脾利水。若患者出现夜尿多，便去掉猪苓，减其利水之效，加乌药、补骨脂、丁香温肾助阳，绞股蓝益气健脾；若患者有睾丸内微石症，则加入赤芍清热活血，川芎行气活血，借助于活血药物的使用，调节睾丸微循环，加速炎症消退。百合宁心，车前子祛湿。诸药共用，肝脾肾同调，重在利水。医家或可加五味子益气补肾，牛膝补肾强腰、活血利水。

阴虚肝郁证有胸脘胁痛、口苦口干、舌红少津等症状。崔云以滋阴疏肝法，用一贯煎合柴胡疏肝散化裁，口干不著者常减去北沙参、麦冬之品；口干明显者加葛根、天花粉、石斛，配茯苓、白芷、黄芩、萆薢等；血瘀明显者柴胡疏肝散中常以赤芍易白芍，并配刘寄奴、牛膝、川芎等增强活血化瘀之力。

阳虚肝郁证有胁肋胀满、四肢不温、神倦体乏、舌淡苔白等症状。崔云常予以温肾疏肝法，用桂枝加龙骨牡蛎汤化裁。本方原治女子梦交、男子失精，但崔云认为桂枝汤原为小建中汤化裁而来，具有温补中焦之功，中焦得温，则脾阳充养肾阳，而龙骨、牡蛎皆归肝肾经，既可固护肾气，敛阳气下沉于肾水，又可疏解肝气之郁结，诸药配伍而成温阳解郁之效果。温肾可配乌药、淫羊藿、补骨脂、干姜等药物；疏肝可配川楝子、荔枝核、橘核、柴胡等药物；利水可配猪苓、泽泻、白术等药物治疗。

肝肾不足证有腰膝无力、眩晕、耳鸣、舌红苔薄等症状。崔云常以六味地黄汤为基础方，三补肝脾肾之虚，三泻湿浊之蕴结。患者精亏明显用熟地黄并加黄精、狗脊、五味子等药物；见烦热口干失眠者，用生地黄、百合、天冬、远志等药物。而不论何证，医者都需要在辨证的前提下以利水为必需，化瘀为辅佐，同时清热化瘀药的使用不可过量，以防清利之品伤及正气。

俞景茂擅治小儿睾丸鞘膜积液，他认为本病可归属于水湿流注阴囊的痰饮病，"病痰饮者，当以温药和之"，以"温阳法"为治疗方法，急性期以温散为主，缓解期以温补为主。急性期重在治标，以利湿、疏肝、化瘀为主；缓解期重在培本，以温阳、健脾、益肾为主。

俞景茂提到起病早期就诊的患者，多表现为双侧或一侧阴囊明显肿大，透光试验阳性。他在急性期以疏肝补肾、温阳利水为要法，以温通水疝方治疗，药物组成：荔枝核、橘核、小茴香、桂枝、白术、泽泻、柴胡、牛膝、黄芪各6g，猪苓、茯苓各9g，青皮、炙甘草各3g。方中小茴香、桂枝温通散寒；柴胡、荔枝核、橘核、青皮疏肝理气；泽泻、猪苓、白术、茯苓为四苓散，取效以健脾利湿；牛膝补益肝肾、祛风利湿；黄芪、炙甘草补气调中。湿性趋下，寒主收引凝滞，"阴乘阳位"，壅滞水道，以致水湿内停，辛温之药能加强走散之力，功可散寒除湿，化气行水；甘温之药药性温补、和缓，能补益不足，以达到温助阳气、清化寒湿的目的。

缓解期为病程后期，经治疗后阴囊肿大有所缩小，但鞘膜积液并未完全吸收，透光试验阴性，脾肾不足之象尚未缓解。缓解期俞景茂擅用异功散加减化裁，异功散出自《小儿药证直诀》，有行气化滞、醒脾助运之效。小儿脏腑清灵，随拨随应，人参过于滋腻，他常用太子参或党参代替，白术、茯苓健脾益气，陈皮理气调中，甘草调和诸药，此方打底，补而不滞，酌加黄芪补中益气，适用于小儿脾失健运兼气机不畅者或虚不受补者，以达到运脾除湿的目的，即"培土制水法"。俞景茂遣方圆机活法，随证加减。临床上脾失健运者可见神怠乏力、面白少华、大便稀溏等表现，医者可加用党参、陈皮、砂仁、山楂、神曲、麦芽等药物；肾阳亏虚者则可见畏寒肢冷、夜间遗尿、脉沉无力等表现，医者可加用乌药、补骨脂、菟丝子、巴戟天、桑螵蛸、韭菜子、锁阳等药物；肝气郁滞者可见善太息、脾气急躁、胸闷不适等表现，医者可加佛手、枳壳、木香、檀香等；素体阴虚者可见多动少静、五心烦热、大便秘结等表现，医者可加铁皮石斛、龟甲、北沙参、麦冬、玉竹等药物。

（2）药浴外治

崔云指出，对于患有此类病症的患儿，恐汤药口服，患儿多不配合，且小儿皮肤细腻，药浴疗法易透皮吸收，诚如吴师机《理瀹骈文》言："外治之理即内治之理，外治之药亦即内治之药，所异者法耳。"所以除了内服之外医生还能选择药浴治疗。患儿先天肝肾不足，水液失于气化，又护养不周，外感寒湿之邪，寒滞肝脉；或食伤脾胃，水湿失运、停聚，结于睾丸而成水疝。他常根据患儿病史、体征及理化检查，辨证属肾虚肝寒、水湿内结者，常用黄芪、当归、白芍、茯苓皮、白术，益气健脾利水，标本兼治。《神农本草经》言白芍能"除血痹，破坚积……止痛，利小便，益气"，其既可助苓、术、芪运脾化湿利水，又可合当归养血活血以助血运。《金匮要略》云"血不利则为水"，崔云结合先圣仲景的观点，认为水液代谢与气血运行息息相关，治疗水湿内结应注重调和气血，此处应用黄芪与当归正是精妙之处。五加皮归肝肾经，《名医别录》记载其既可治"囊下湿，小便余沥"，又可"补中益精，坚筋骨"，本方用其祛除阴囊水湿，温肾暖肝。乌药辛温，入肾经，既可温肾散寒，合芪、术取温阳化气之妙，又能合荔枝核行气散结、暖肝止痛，以成"气行则血行，气化则湿化"之功。后续随着囊肿减小，小儿稚阳之体，久用温药易从阳化热，故可去荔枝核，加黄芩、连翘、天花粉清热活血散结，兼制约乌药辛温太过。同时医家也该考虑到本病易反复的特点，以及小儿值生长发育期，另择良方以固其效。取法四神煎，崔云易金银花为忍冬藤，移治于水疝，药用黄芪、川牛膝、忍冬藤。四神煎出自《验方新编》，崔云古方新用，移治于水疝，合白术、茯苓、赤芍、五加皮共奏温肾补脾、行气疏肝、通络利水之效，巩固疗效以善后，防患者积液复发。

六、前列腺术后尿失禁

前列腺术后尿失禁（post-prostatectomy incontinence，PPI）是指发生于根治性前列腺切除术和各种经尿道前列腺手术后的尿失禁，是前列腺手术后最常见的并发症，严重影响患者的生活质量。目前西医采用盆底肌锻炼、药物、人工尿道括约肌置入术等方式治疗此病，但总体效果不理想，且存在药物不良反应、疗效不稳定、手术并发感染、机械性损伤等情况。浙派中医运用中医药治疗PPI疗效甚佳。

1. 病因病机

古代文献中将尿失禁归为"遗溺""膀胱咳""小便不禁"。本病病位在膀胱，病机多归于手术对尿路的损伤，膀胱气化不利，且老年男性患者本就肾气亏虚、下元不固，久病脾虚，升提乏力，不能升清降浊，而致小便失禁，与肾、脾、肺脏腑功能失调最为密切，又与心、肝、三焦等脏腑相关。

前列腺癌根治术（RP）后尿失禁表现为患者在意识清晰的情况下不能自主

控制排尿，小便不自主流出，属于中医学遗溺、小便不禁的范畴。崔云提出，前列腺属于生殖器官，与肾同居下焦，为肾所主。生理情况下，肾气作为一种介质，周流于肾与前列腺之间，保证了二者信息的传递互通。RP包括切除前列腺或合并切除精囊腺、输精管、射精管，以及盆腔淋巴结清扫等，这一手段不仅切断了肾气的循行途径，同时因切除前列腺等组织，导致了肾气外泄，气机损伤。肾气一伤，其蒸腾气化、控制尿液排泄的作用减低，水液不受气化、固摄而排泄无度，故不能自主控制，出现尿失禁。脾、肾间具有密切关系。先天肾精保证脾的生长、充盛、成熟，肾气则激发和充养脾气，保证脾正常的生理功能。而脾作为后天之本，具有运化水谷、生成精微气血以充养脏腑的作用，脾气旺盛，磨积化物之力强劲，则精微充足，肾脏得养，肾气充盛。崔云认为，脾肾的相互资助是不息的，一气周流，如环无端，脏腑形骸皆养。RP致使肾气受损，气机紊乱，脾肾互资关系被打乱，肾气不能激发和充养脾气，脾气失去肾气支持，其运化之力锐减，从而气血匮乏，精微不生，反不能充养肾气，如此恶性循环，脾肾皆虚。脾气同样具有固摄的功能，水液输布、运化、排泄等亦离不开脾气的支持，肾气虚合并脾气虚，使得尿失禁更加难以控制。因此，RP首致肾气损伤，继而引发脾气之虚，最终发展成为脾肾两虚之证，这也是RP术后尿失禁的本质所在。此外，崔云指出，肝肾间具有精血互化、木水相生、阴阳互资互助、藏泄互用等关系，肾气的不足、肾精的亏虚，加上脾虚不生气血，往往会引发肝血的匮乏，所以本病有时又以肝肾亏虚为主，不可专执脾肾两脏。同时，水液和阴血受气机运动的调控，气虚则水液停滞，聚集为痰湿，血滞则成瘀，实邪久蕴又有化热之势，最终虚证之中可夹湿热痰瘀等实邪，甚至随着病情演变，形成实邪暂时占据主导地位之征象。

2. 辨证分型

《诸病源候论》云："小便不禁者，肾气虚，下焦受冷也。"前列腺疾病患者多为老年男性，年老者肾气渐亏，气化无力，膀胱失约，容易引起尿频、尿失禁等症状。前列腺切除术耗伤气血，使肾气损伤更甚。本病病机多以肾气亏虚，气化无权，失于固摄，膀胱失约为主，《素问·脉要精微论》曰："水泉不止者，是膀胱不藏也。"因此治法以温补肾阳为主。

3. 治疗方法

（1）辨证论治

崔云主张"补脾为主，补肾为辅，兼顾实邪"的原则，补益脾气则可增强其磨化水谷之力，精微气血由此生成，对肾起到濡养、补充的作用，肾气受到脾生气血之充养，其亏耗渐复，气机渐盛，健运脾胃即达荣养肾脏之功。健运脾胃之法，崔云选方十分灵活，包括补中益气汤、归脾汤、六君子汤、异功散、圣愈散、八珍汤等，诸方虽繁，但不脱离四君培补中焦之意。如见气短、乏力、自汗、面色㿠白，脉沉细或虚，舌淡胖而有齿痕的症状，他常以补中益气汤治之，并配茯苓、绞股蓝、仙鹤草补虚益气固摄；见心悸怔忡、失眠健忘、不思饮食者，医者可予归脾汤配五味子、红景天、谷芽、麦芽等药物；见面色萎黄，眼睑结膜、甲床苍白，神疲乏力者，可予圣愈散或八珍汤化裁，并配鸡血藤、阿胶、大枣等药物；面色萎白、食少便溏，兼见恶心呕吐，苔白腻、脉滑者，崔云常予六君子汤，并善加浙贝母、石菖蒲、紫苏子、苍术等药物；若呕恶不明显，则用异功散；阴血不足明显，加当归、白芍；气虚明显，加黄芪。若见腰膝酸软、腰痛、头晕目眩、视物昏花等肝肾亏虚明显者，常清补其肾，医者可用六味地黄丸加减。崔云言，肝肾间关系密切，肝肾同源，精血互化，补肾精所以能养肝血，补肝血所以能充肾精，肝肾同补，精血同求，往往能促进精血之流通，较单纯补益肝或肾更加适宜。血虚明显者，加当归、白芍、枸杞子；阴虚明显者，加葛根、天花粉、石斛；心烦者，加百合、五味子；阳虚怕冷者，加丁香、补骨脂、桂枝等药物。不论以上何法，尿频、尿失禁往往需要配入缩尿之品以缓解症状，崔云尤其擅用缩泉丸，即配入山药、益智、乌药以缩尿固摄。此外，他认为膀胱失约的原因在于肾气不摄，同时亦表明下焦气机之不畅，遵循提壶揭盖之法，于方中配入紫菀、五味子、麦冬、桔梗等药物调节上焦肺气，往往能够起到恢复下焦气机运化之功。瘀血明显，可加刘寄奴、牛膝、川芎；痰浊明显，加厚朴、紫苏子、半夏、苍术；热症明显，加地榆、黄芩、连翘、栀子；湿邪明显，加猪苓、车前子、滑石等药物。

《素问·痹论》曰："淫气遗溺，痹聚在肾。"《诸病源候论·小便不禁候》指出："小便不禁者，肾气虚，下焦受冷也……肾虚下焦冷，不能温制其水液，故小便不禁也。"韩诗筠指出对病机属于肾气不足者，常见尿失禁、夜尿频多、口渴、下肢怕冷、舌淡苔白、脉弱等症状，选用金匮肾气丸以温养肾气，以恢复膀胱气化作用；而对病机属于阴阳失调，非一派寒象者，常见尿失禁，偶有潮热、失眠、盗汗等症状，则加覆盆子、山药、益智，以及水陆二仙丹等平和之药，共起收敛固肾之效。

严仲庆提出运用经方治疗尿失禁，柴胡加龙骨牡蛎汤见于《伤寒论》，其中"烦惊""谵语"为精神症状，"胸满""小便不利""一身尽重、不可转侧"为躯体症状。其证虽仅仅是举例，却已涵盖三阳病证，几乎涉及心脑血管、呼吸、泌尿、神经、内分泌及风湿等各系统疾病，而尤多见于神志类疾病，临床应用极为广泛。该方属小柴胡汤类方，柴胡、桂枝调和阴阳，茯苓利尿安神，大黄通下除热，龙骨、牡蛎重镇安神。本病主证为小便失禁，兼胸闷心悸，据"伤寒中风，有柴胡证，但见一证便是，不必悉具"之训，医者投以该方，可三诊而效显。

（2）针灸治疗

沈崇明等提出艾灸又具有一定的温热效应，通过温热效应的刺激，改善盆底及膀胱的血供，加强局部的营养，促进盆底肌肉神经的恢复，缓解尿失禁症状。胡抑扬等对尿失禁患者采用生物反馈电刺激联合盆底肌训练治疗，同时在此基础上加用电针骶四穴疗法联合温和灸治疗。《医学入门》云："药之不及，针之不到，必须灸之。"温和灸既能通过经络的传导起到益气温阳的作用，肾气充足，肾阳得煦，则膀胱开合有度，气化有司，小便控制自如，医者可取穴神阙、关元、气海、中极、足三里、三阴交、肾俞、膀胱俞，诸穴相配，肾气得补，脾气能升，膀胱得以制约，共奏益肾固脬之功效。

蔡群等选取雷火针治疗尿失禁，与普通艾灸相比，雷火灸具有药力峻、火力猛、渗透力强、灸疗面广的特点，在各类灸法中有较大的优势。医生可取穴：神阙、中极、气海、关元、水道、肾俞、膀胱俞、上髎、下髎、中膂俞穴。雷火灸是在实按灸基础上改良而来的明火悬灸疗法，其主要为艾绒及黄芪、乌梅、麝香等中药制成的药艾条，有扶助正气、温补肾阳，助膀胱气化功能的作用。雷火灸燃烧时火力较普通艾条火力更猛，有温热刺激、红外线辐射力、药化因子及物理因子等产生灸法的"综合效应"。其次，雷火灸的选穴更有其考究，神阙穴位于脐中央，有培元固本、回阳固脱之功；气海为人体重要补虚要穴，关元为足三阴经与任脉交会穴，二者补肾益气温阳效果显著；中极调理水道，擅治小便不利，肾俞、膀胱俞治下焦、利膀胱；上髎、下髎、中膂俞穴位于足太阳膀胱经上，助膀胱气化，清利膀胱。

包烨华等发现灸法治疗尿失禁颇有成效。取气海、关元、三阴交，采用清艾条先行温和灸，再回旋灸以温热局部气血，继以雀啄灸加强敏化，循经往返灸以激发经气，当患者感受到扩热、透热、传热、局部不热远部热、表面不热深部热、非热感觉等热敏现象时，此穴即为热敏穴。再施以温和灸，灸至热感消失。热敏灸是指将点燃的艾条悬灸于热敏态穴位皮肤之上 3cm 处，以激发透热、扩热、传热等热敏灸感，针对个体化所需要的最大灸量来进行治疗，即从敏化点出现到完全消失为 1 次治疗过程的一种新灸法。每穴的施灸时间不是固定不变的，而是因人因病因穴而不同，这是患病机体自身表达出来的需求灸量，所以是最适合的个体化充足灸量，即饱和消敏灸量。

（3）心理治疗

崔云除辨证治疗之外还嘱患者通过饮食、运动、调节情志等综合疗法进行综合调护。如用薏苡仁、莲子、百合、芡实煮粥常服，既可健运脾胃以养正气，又能宁心安神。患者每天连续做提肛运动200下，有助于缓解盆底肌群紧张，促进局部血液流通，加强逼尿肌对排尿的控制能力。同时，由于尿失禁致患者生活质量下降，部分患者产生社交障碍，因此会导致患者产生焦虑、抑郁、恐惧、低落的情绪。崔云常耐心同患者交流，鼓励其树立战胜疾病的信心，并嘱咐使用尿不湿等以减轻心理压力。

同时，前列腺癌根治术后尿失禁患者存在着医疗的不确定、失落和病耻感的心理困扰，对此，医护人员应采取积极的沟通方式，减轻患者的心理负担，提高患者的求医主动性。对于自我封闭甚至缺乏告知家人勇气的患者，鼓励其说出内心的真实感受，医护人员应认真倾听，力所能及解答患者的疑难问题。对于心理问题严重的患者，还可以开展心理咨询门诊，通过心理咨询师的积极沟通开导和劝说使患者敞开心扉，从而减轻心理负担。同时，尿失禁会影响性生活，甚至有患者因漏尿而拒绝性生活，导致夫妻双方产生不良的心理情绪。由于疾病的缘故，有生理需求的患者，其性生活不能得以满足，久而久之，会严重影响患者心理健康状况，产生心理问题。因疾病影响夫妻生活的情况，医生应当取得配偶理解，多给患者正性的情感支持，并指导夫妻双方相互爱护、关心和理解。

（4）中西医结合治疗

程熙等用中西医结合方式联合桑螵蛸散加味治疗尿失禁，组方：熟地黄30g，桑螵蛸、龙骨、龟甲、人参、当归、益智仁、杜仲各20g，茯神、石菖蒲各15g，远志10g。下部湿疮、湿疹者，加用黄柏、苍术；下腹冷痛者，加用吴茱萸、橘核、肉桂、小茴香。中医理论认为，尿失禁属"遗溺""小便不禁"范畴，因肾气亏虚、下元不固所致，也可因尿道系统受损而致病，主要症状为清醒时小便随意流出。前列腺癌根治术后尿失禁的发病原因或与患者肾精衰弱、术中气血消耗、脏器功能衰退、血运失调等因素有关，治则补肾益肺、疏肝理气、收敛固摄。桑螵蛸散中桑螵蛸为君药，有补肾、固精、止遗效果，龙骨可镇心、安神，龟甲起到滋养肾阴的作用，人参补充元气，当归补血化精，益智温补脾肾效果显著，杜仲滋补肾阳，熟地黄可填精益髓，茯神能够益气宁神，石菖蒲安神定志作用强大，远志能达到交通心肾的功效，诸药共用，可达到补肾固摄止遗的治疗效果。

第四章

浙派中医男科名医荟萃

第一节　鲍严钟

一、名医简介

鲍严钟，男，1936年3月出生，1959年9月入读浙江中医学院（现浙江中医药大学）。1965年8月至1987年10月，行医于浙江省中医院中医外科，其间于1965年至1966年参加农村社会实践活动；1967年开始跟从余步卿、余步濂学习；1968年开始诊治男性不育症；1986年8月开始带教陈子胜开展男性专科工作；1987年5月至10月带教欧春开展男性专科工作；1987年5月借调到杭州市江干区南星医院坐诊并筹备成立杭州不孕不育专科医院，同年10月正式调动到南星医院，2个月后挂牌成立杭州不孕不育专科医院并任院长；1989年8月开始带教黄向阳开展男性专科工作；1999年12月退休返聘3年；2001年1月始支援杭州市红十字会医院生殖科，带教指导丁彩飞开展生殖科工作；2003年春节后全职坐诊于杭州市红十字会医院生殖科，发挥余热。

鲍严钟作为主要设计与完成者的科研课题有6项：①自研解脲支原体配方，进行解脲支原体检测（1989年前后，属浙江省内率先应用）。②精子穿卵试验及临床应用（1996年浙江省政府科技进步奖三等奖）。③精液自动分析仪的研究（1991年机试成功）。④送子口服液治疗特发性精子减少症的临床和实验研究（现改为强精冲剂）（1993年浙江省卫生厅鉴定通过）。⑤人工精液池合中药治疗梗阻性无精子症，与浙江省中医院合作。⑥消支护精汤对解脲支原体的临床应用和实验研究。

鲍严钟作为主编、副主编、编审的已出版著作：①《中医男科临床治疗学》合著，1991年人民卫生出版社。②《名老中医肿瘤验案辑按》编著，1990年上海科技出版社。③《男性不育与性功能障碍》副主编，1990年学苑出版社。④《浙江问病求医指南》编著，1991年中国广播电视出版社。⑤《中医男科临床研究》编审，1993年中国中医药出版社。⑥《中西医治疗男性病》主审，1991年河南科技出版社。⑦《中国男科》主编，1995年江苏科技出版社。⑧《中医男科丛书》副主编，1995年江苏科技出版社。⑨《实用中医男性学》副主编，1992年学苑出版社。⑩《实用中西医结合不孕不育诊疗学》副主编，2000年中国中医药出版社。

荣获杭州市名中医、杭州市级医院优秀院长、杭州市劳动模范、浙江省先进工作者、浙江省名中医等荣誉称号，并为第三批全国老中医药专家学术经验继承工作指导老师、享受国务院政府特殊津贴专家。

二、学术渊源

1965年8月，鲍严钟踏入了浙江省中医院的大门，这所汇聚了中西医精英的高级医疗机构，成了他职业生涯的起点。自幼年起，鲍严钟便有幸跟随多位医学泰斗学习，包括中医界的余步卿、余步廉、裘笑梅先生，以及西医界的章崧英、马逢顺、楼彦衡等老师。这些前辈不仅传授给他精湛的医术，更以他们高尚的医德深深影响了鲍严钟。特别是与他在同一科室工作的余步卿先生，其对待患者的温柔与耐心，以及对下级医生的悉心指导，让鲍严钟深感敬佩，视其为终身学习的楷模。

鲍严钟常对弟子们说："旧时郎中看病，总不忘将病人送至门外。如今虽时代变迁，但病人始终是医生的衣食父母，我们应以真心相待，他们自会铭记于心。"他不仅如此说，更是身体力行。无论是亲自送病人出院，还是在诊疗过程中耐心倾听、细致开导，鲍严钟都展现了一位良医应有的风范。

在浙江省中医院，鲍严钟不仅在临床实践中积累了丰富的经验，还积极参与了中西医结合诊治方法的探索。他所在的科室，正是中西医结合的典范，既尊重西医的严谨，又发扬中医的智慧。鲍严钟有幸参与了中西医结合急症小组，面对胃十二指肠穿孔、肠梗阻等急症，他总能迅速响应，与同事们共同制订治疗方案，成功挽救了众多患者的生命。

随着经验的积累，鲍严钟逐渐将研究重心转向了疑难病症，特别是恶性肿瘤的治疗。20世纪60年代，癌症肆虐，治疗手段有限，患者往往只能绝望地等待死亡。鲍严钟与王泽时医生等同事一起，成立了"浙江省中医院中草药研究治疗肿瘤小组"，致力于寻找有效的中草药治疗方法。他们不仅在临床实践中取得了显著成效，还深入农村，探访民间草药，收集并验证了许多治癌良方。这些努力不仅延长了患者的生命，更提高了他们的生活质量，让许多患者从恐癌的阴影中走了出来。

然而，鲍严钟的医学之路并未止步于此。1968年，他开始接触不育症的治疗，并逐渐在这一领域取得了卓越成就。他深知不育症给患者及其家庭带来了巨大痛苦，因此决心要帮助他们解除这一困扰。在他的不懈努力下，越来越多的不育症患者找到了希望，重新拥有了幸福美满的家庭。鲍严钟也因此被誉为"送子观音"，他的名声不胫而走，吸引了越来越多的患者前来求诊。

1985年，随着改革开放的深入，浙江省中医院也迎来了新的发展机遇。鲍严钟被推荐为科室副主任，与同事共同负责科室工作。他积极提出改革建议，推动科室发展，使医院在医疗、教学、科研等方面都取得了显著进步。然而，由于种种原因，鲍严钟最终选择离开浙江省中医院，前往杭州市江干区工作。在那里，他担任了杭州不孕不育医院的院长，继续发挥他的医学专长和领导才能。

在江干区中医院（原南星医院）任职期间，鲍严钟面临着诸多挑战，如医院设施陈旧、人才匮乏、业务收入低下等情况。但他没有退缩，而是迎难而上。他以身作则，勤奋工作，带领全院职工共同努力，使医院在短时间内实现了质的飞跃。他调整了医院二级管理制度，设立了大专科带动小专科的发展模式；他注重人才培养和引进，提高了医院的医疗水平和服务质量；他关心职工生活，增强了职工的凝聚力和向心力。在他的领导下，医院业务收入大幅增加，软件硬件均得到了显著提升。1990年，医院正式更名为杭州市江干区中医院并转为全民所有制事业单位，成了一所集医疗、教学、科研为一体的综合性中医院。

如今，杭州不孕不育专科医院已成为全国知名的男科医疗机构之一。鲍严钟虽然已退休多年，但他依然心系医院和患者。他担任着医院的名誉院长和带教老师，继续为医院的发展贡献自己的力量。他的医术和医德将永远激励着后来者不断前行。2002年11月鲍严钟被确定为第三批全国老中医药专家学术经验继承工作指导老师后，确定丁彩飞等2人为其学术继承人。

三、临证经验

鲍严钟对男性不育症的诊治，常立足肝、脾、肾三脏，围绕肾虚、湿热、瘀毒等主要病机，精准辨证，数法并举，多方共用，收效甚佳。鲍严钟在多年临床经验基础上，总结出诊治男性不育症八法，即补肾生精法、补气强精法、健脾补中法、疏肝解郁法、暖肝散寒法、活血通精法、燥湿化痰法、清利解毒法。

1. 补肾生精法

鲍严钟常用该法治疗少、弱、畸、死与无精子症，临床表现以肾精不足为特征，除不育外可有头晕目眩、疲乏肢倦、腰膝酸软、小溲清频或者遗精、滑泄等证。舌质淡胖，舌苔薄白或薄腻，脉细，治宜补益肾精为主。常用方有五子衍宗丸、右归丸、金匮肾气丸、四君子汤、四物汤等。

鲍严钟临证用药时，善用血肉有情之品，如胶类、鞭类、鹿角片、紫河车、海马、海龙、蜂房、雄蚕蛾等以促使睾丸生精；用熟地黄、何首乌、黄精、枸杞子、女贞子、山茱萸、龟甲、鳖甲等补肾养阴药物而生精；用菟丝子、补骨脂、淫羊藿、仙茅、巴戟天、沙苑子等补肾助阳药物以生精；用黄芪、人参、当归、白芍等调补气血药物以生精。

2. 补气强精法

鲍严钟认为，对于肾气虚明显，有腰酸乏力、腰脊隐痛、尿频、排尿无力等症状者，应以补气强精为主。因肾气虚不能鼓动精微，精、气、神转化的环节被阻断，肾气不能充养生殖之精。此时应以补肾气为主，多用淫羊藿、仙茅、巴戟天、锁阳、鹿角霜、鹿角等药物，但过于辛温则又有碍元气，恐久用后壮火食气，往往需阴中求阳，可在方中加枸杞子、山茱萸、生地黄、党参、知母、牡丹皮等药物制之。

鲍严钟强调，补气则可提高精子活力，如巴戟天、黄芪、党参等药对提高精子活力甚有疗效，处方时可在左归丸、右归丸基础上加用黄芪、党参之属。

3. 健脾补中法

该法适用于饮食失节、情志失调、病后衰弱、劳累过度、损伤脾气而致气血生化无权，因精由血化，脾虚则精血生化不足而致不育症患者。这类患者以消化吸收功能减退为特征，除不育外，常兼有头昏目眩、面色不荣、疲乏无力、胃纳不佳或食后脘腹不舒、形体消瘦，甚或腹泻便溏等症状，舌苔薄白，舌质淡红，边有齿痕，脉濡细。治宜健脾益气，以生化精血。方用补中益气汤或六君子汤，均有健脾补中之效，中焦旺则心肾交，元阳自然归其所用。

4. 疏肝解郁法

该法主要用于因七情致病、情绪不畅、肝失疏泄，或寒凝肝脉、肝经气滞、血络瘀阻之病症，常见于精索静脉曲张、慢性前列腺炎、盆腔疼痛综合征所导致的不育症。主方为逍遥散、暖肝煎、柴胡疏肝散等，常用药物包括柴胡、白芍、当归、枳壳、苏梗、八月札、乌药、木香、沉香、佛手、丁香等。

意在条达肝气，使气血冲和，则易得子。

5. 暖肝散寒法

该法适用于素体寒重，或感受风寒湿邪，肝脉气血凝滞而不行，或致疝病，或致阴囊收缩而影响肾精产生所引起的不育症患者。临床表现以寒滞肝脉为特征，除不育外，常表现为面色苍白或面青，畏寒肢冷，少腹并睾丸坠胀疼痛，或阴囊收缩受寒加重，得热缓解，苔薄白，舌质淡红，脉沉伏或弦紧。患者多有斜疝、鞘膜积液等病症。治宜暖肝散寒，主方用暖肝煎、天台乌药散。

6. 活血通精法

该法适用于以瘀血内结为特征，由输精管不通、精索静脉曲张、精液不液化等病症所引发的不育症患者。临床常表现为睾丸或腹股沟胀痛，有时牵引少腹，有时可见肾囊坠胀，青筋暴露或盘曲。治宜活血舒筋、祛瘀通络，常用方有少腹逐瘀汤、桃红四物汤，常用药物包括丹参、益母草、水蛭、当归、王不留行、路路通、红花、川芎、赤芍、牡丹皮、泽兰、穿山甲（代）等。

7. 燥湿化痰法

该法适用于患者平素嗜食膏粱厚味，致脾虚不能运化水湿，停聚而为痰湿，以致不育。临床以痰湿内阻为特征，常表现为形体肥胖、面部虚浮、头晕目眩、胸闷泛恶、心悸，或伴有阳痿、早泄，舌苔白腻，舌质胖。治宜燥湿化痰，方用平胃散合二陈丸。痰湿化则精纯肾旺，故能治疗不育。

8. 清利解毒法

该法适用于感染因素导致的精液异常。常用方有程氏萆薢分清饮、三仁汤、五味消毒饮。常用药物包括萆薢、败酱草、龙胆、知母、栀子、薏苡仁、车前子、金银花、连翘、泽兰、黄柏、土茯苓、虎杖等。但对一些大苦大寒之品，如龙胆、黄柏、栀子等药物，在使用时务必注意用量不能太大，且不能久服，以防影响精子活力。另外，不可过用清利之品，以防耗伐阴精。

以上八法中，鲍严钟对活血通精法的应用比较慎重，其认为过度使用活血祛瘀药物可能会导致精子活力下降。气为血之帅，血为气之母，气行则血行，血和则气畅，而过度活血则容易导致耗气，气血耗损则精室空虚，易发不育。鲍严钟临证时常用黄芪30g配白芍20g，以益气养血和血，还常用具有和血功效的红花，一般用量在6g左右。

四、病例举隅

1. 性功能障碍

（1）阳痿案

江某，男，28岁，萧山人，农民。

2003年7月10日初诊。结婚3年不育，曾服温补壮阳之品，出现遗精、梦泄，逐渐痿而不起。患者现腰酸无力，夜寐多梦汗出，思则自遗，遗则茎痛。舌红苔薄黄，脉细弦数。取精化验，精子数目低于正常，成活率1%，活动力弱。证属阴虚火旺，心肾不交，阳痿遗精。拟益阴潜阳、交通心肾，以疏肝益阳丸加味治之。

柴胡10g、郁金10g、绿萼梅6g、预知子10g、香附10g、炒白芍10g、茯苓12g、牡丹皮10g、夜交藤30g、炒当归20g、黄芪20g、淫羊藿10g、仙茅10g、九香虫10g、刺猬皮10g、山楂30g、菟丝子10g、胡芦巴10g、甘草9g。每日1剂，服药2个月，痿遗已愈，取精化验，已属正常。

按：遗精与阳痿往往并存。若只知治痿，往往会功百而效一。若泥于张景岳之说，阳痿"火衰者十居七八，而火盛者仅有之耳"，起手便温肾壮阳，虽有时可取暂时之效，但容易造成患者耗阴灼液之败局。即便是命门火衰之阳痿，其根源仍在于肾之阴精虚衰，非单纯命门火衰。清代石寿棠《医原》曾云："阳不能自立，必得阴而后立，故阳以阴为基，而阴为阳之母。"张锡纯对治痿提出"尤宜补益男子之精髓，以为作强之根本"。

（2）不射精症案

赵某，男，26岁，义乌市人，工人。

2003年4月24日初诊。婚后2年不育。身高体瘦，性生活中无一次射精。平素神疲力乏，腰膝酸软，纳谷不香。舌淡苔白，脉沉细无力。证属肾虚脾弱，不能射精。拟补肾健脾、补气益精，以脾肾双补丸治之。

熟地黄20g、桃仁10g、红花6g、菟丝子30g、淫羊藿10g、仙茅10g、何首乌15g、炙黄芪30g、党参20g、路路通10g、党参15g、炒白术12g、王不留行10g、茯苓15g、猫人参30g、赤芍10g、鳖甲10g、川芎10g、陈皮9g、甘草9g。每日1剂，服至再诊。

2003年5月17日二诊。性交射精成功。取精化验，结果正常。再服1个月巩固后停药。

按：精伤则无以生气，气弱则无力鼓动精出，故交而不射，治当补肾精、健脾气，精足气充，自然交而可射。

2. 男性不育

（1）无精子症案

张某，男，30 岁，东阳市人，工人。

2004 年 7 月 6 日初诊。已婚 5 年不育。也曾医治，但仍无精子。查体：双侧面睾丸（大小约 2.5cm×2.5cm）较正常为小，质软。压之有不适之感，附睾大小正常。印象：双侧面睾丸萎缩。外院行睾丸活检，报告：睾丸曲细精管发育尚可，可见少量精原细胞及大量未成熟精原细胞。随做血五项激素检测，结果为催乳素（PRL）26.78ng/mL、促卵泡生成激素（FSH）31.7mIU/mL、黄体生成素（LH）34.18ng/mL、雌二醇（E_2）56pg/mL、睾酮（T）377ng/dL。平素阳痿、早泄，腰酸膝软，精液量少，尿末滴白，神疲乏力，动则汗出，心悸气短。舌淡苔薄，脉细而弱。证属肾虚精亏，阴阳并损。治宜补肾添精、阴阳双补。拟生精赞育丸化裁治之。

何首乌 20g、黄芪 30g、党参 10g、石斛 10g、当归 30g、麦冬 10g、五味子 10g、蛇床子 10g、补骨脂 10g、蜈蚣 3 条、续断 20g、淫羊藿 10g、仙茅 10g、胡芦巴 10g、菟丝子 10g、红花 6g、炒二芽（麦芽、谷芽）各 20g、陈皮 10g、甘草 9g。每日 1 剂，服至再诊。

2004 年 11 月 15 日二诊。出汗、腰酸已愈，阳痿、早泄、心悸气短好转。舌同前，脉细沉。精液化验：精液量 5.0mL，乳白色，精子密度 4 ～ 5 个 /HP，全部为死精子。守原方继服 4 个月。

2005 年 3 月 15 日三诊。诸症已愈，体健安康，神爽有力。脉舌正常。精子数目上升为 $3×10^7$/mL，成活率 75%，活动力良好，精子正常形态者占 80%，精液半小时内液化。

按：本例无精子症，当以肾虚精亏立论。先天不足，禀赋薄弱，则睾丸偏小；后天失调，精血不足，睾丸缺乏营养而质软。睾丸俗称"外肾"，肾者精之处也，肾亏精竭故无精子。性欲低下，阳痿早泄，腰酸膝软，舌淡脉细弱，皆为肾虚阴阳并损之证，故以张景岳赞育丹加温阳补肾、益气健脾、活血通络之药，以达脾肾旺盛，精血充足，睾丸发育，精生有源。治疗男性不育症以3 个月为 1 个疗程，是根据精子从产生到排出体外约需 90 天为依据而确定的。精子发生过程可分为 6 个期，每个期都有特定的时间和细胞组合，6 个期构成1 个周期，人的精子发生需经历 4.5 个周期，由于每 1 周期历时 16 天，故人的精子发生过程为 70 天。精子发生后还需要在附睾的微环境中完全成熟，为

19～23 天。因此，从精子产生到成熟后被排出体外，约为 90 天，正好 3 个月左右。因而，接受药物治疗的患者切莫着急或认为药物无效，需坚持服药 3 个月后才会出现疗效。本患者先天睾丸发育不良并萎缩，肾虚精亏较重，故需长时间治疗方可取效。以往治疗无效，恐非他医之过，欲速则不达使然耳。

（2）少、弱精子症案

张某，男，28 岁，杭州市人，工人。

2005 年 2 月 7 日初诊。已婚 4 年不育。平素腰痛乏力，头晕心悸，纳谷不佳，交则加重，射精量少，精子数亦不多，1×10^7/mL，几无活力。泌尿外科检查：睾丸偏小，少年曾患过腮腺炎，不治自愈。苔薄而少，脉细无力。证属脾肾两虚，精气血亏。治宜补肾填精、益气健脾、资生化源。

何首乌 15g、当归 30g、菟丝子 15g、枸杞子 15g、车前子（包）10g、五味子 20g、党参 15g、炙黄芪 15g、赤芍 15g、白芍 15g、熟地黄 15g、川芎 15g、蜈蚣 3 条、淫羊藿 10g、仙茅 10g、菟丝子 10g、胡芦巴 10g、炒白术 10g、麦冬 10g、茯苓 10g、陈皮 9g、甘草 9g。每日 1 剂，服至再诊。药渣坐浴。

2005 年 4 月 29 日二诊。服药 80 剂，诸症好转，精液量增加，化验结果，精子计数为 3×10^7/mL，活动力差。守方再服 1 个月后，可试孕。

2005 年 10 月 13 日三诊。体健症愈。妻孕 2 个月。停药。

按：治疗不育，责之于肾，亦多牵及肝脾。肾主藏精为先天之本，脾主运化为生化之源，是为后天之本。肝主藏血，主疏泄，主筋，阴茎乃宗筋之所聚之处。先天与后天相互依存、滋养，才能使气血精髓来源不断，生命不息。脾虚气弱则气血生化无源，肾精亦亏，肝用不能。

（3）免疫性不育症案

王某，男，34 岁，军人。

2004 年 6 月 17 日初诊。已婚 8 年不孕。平素腰痛、阴囊潮湿。大约从 2002 年以来，小便频数，余沥不尽，手足心热，戒酒未戒烟。舌红苔薄，脉象细数。精液常规化验正常，但有精子凝集现象，抗精子抗体阳性，并有解脲支原体生长。证属阴虚火旺、湿热下注。拟用知柏地黄汤加味治之。

黄柏 10g、知母 10g、牡丹皮 10g、熟地黄 15g、金银花 10g、菊花 10g、当归 30g、黄芪 30g、红花 6g、桃仁 10g、山茱萸 10g、蛇床子 10g、山药 20g、菟丝子 10g、胡芦巴 10g、淫羊藿 10g、仙茅 10g、女贞子 10g、白花蛇舌草 20g、茯苓 10g、砂仁 6g、陈皮 9g、甘草 9g。每日 1 剂，连服 90 日。

2004 年 9 月 30 日信诊。阴囊潮湿、小便频数，余沥不尽已除，腰脊酸痛好转。复查：解脲支原体消失。去滑石、蒲公英，加续断、狗脊各15g。每日1剂，连服30日。

2005年3月25日信诊。精液常规及尿检均已正常，停药。后喜得一女婴。

按：支原体多存在于尿液中，当患有前列腺炎，或泌尿生殖系统炎症时，可在尿中查到支原体生长。对此，西医学多用抗生素治疗，鲍严钟则辨证施治。本例是阴虚火旺、湿热下注，故以知柏地黄汤为主，加入清利湿热、活血化瘀、补肾填精之品，又用黄芪、滑石以助推动之力，治疗而愈。

3. 肿瘤

陈某，男，29岁，天台县人，农民。

1974年4月21日初诊。发现上腹部肿块约半年，逐渐增大，不痛，去杭州肿瘤医院诊治，全身情况尚可，锁骨淋巴结（－），左腋下有4cm×5cm大小肿块，质硬而半固定。4月26日在局麻下行左腋肿块切除术，病理诊断：网织细胞肉瘤（病理号74–1387）。4月28日给予长春新碱及环磷酰胺化疗，9月病情加重，去上海肿瘤医院求诊，全身情况差，无法化疗，建议中药治疗，遂返杭来求诊。患者精神萎靡，面色枯槁，形体消瘦，纳差，口渴溲黄，上腹偏左扪及8cm×10cm大小肿块，质硬固定，得按稍痛，舌质暗红，舌面有瘀斑，苔薄黄腻，脉弦涩。辨证：痰气郁结、郁久成瘀、久热毒生、毒热互结成癌。治则：清热解毒、活血化痰，佐以健脾。

半枝莲30g、半边莲30g、白花蛇舌草30g、猫爪草30g、猫人参30g、夏枯草9g、当归9g、木瓜12g、橘红12g、丹参15g、薏苡仁15g、大枣15g。水煎服，每日1剂，连服3个月。

二诊：上腹部肿块消去2/3，精神好转，胃纳增加，原方再服3个月。

三诊：上腹部肿块消失，面色转红润，体重增加，恢复体力劳动，1980年7月肿块复发，再服原方及配合化疗1个疗程，肿块已消。1982年复查健康存活8年。

按语：患者痰气郁结，久积化瘀，久热毒生，热毒凝结成瘤，方中用半枝莲、白花蛇舌草、半边莲、夏枯草、猫爪草清热解毒抗癌为君，当归、丹参活血祛瘀为臣，橘红化痰散结为佐，薏苡仁、大枣健脾扶正，此二味是民间单方，以后薏苡仁被开发成米仁酯的抗癌药。

第二节 沈有庸

一、名医简介

沈有庸，1935 年 12 月 12 日出生于浙江杭州，1965 年毕业于浙江中医学院。首届中医学本科专业，毕业后一直服务于舟山海岛卫生事业。主任中医师，第二批全国老中医药专家学术经验继承工作指导老师，浙江省名中医。曾任第六、七届浙江省人民代表大会代表，浙江省中医药学会男科分会第三届副主任委员，《浙江中医杂志》特约编委。从毕业直到谢世，一生工作于临床一线 50 多年，在国内学术期刊发表专业论文 30 余篇。

二、学术渊源

沈有庸主任中医师是浙江中医学院首届毕业生，在校期间深受"浙派中医"大家魏长春、何任等名师学术思想的影响，推崇金元四大家，尤其是张从正学术思想，毕业后长期扎根海岛，对"因时""因地"尤其有深刻的体会。在四诊上偏重切脉诊舌，在临床治疗上注重气机升降出入，尤善用疏、清、下三法，在病因研究方面，认为大多疾病来源于日常不良行为，尤其是不良心态，同时也要考虑不同社会或区域背景。沈老医术精湛，通晓中医内科、外科，在中医治疗各种男科疾病方面尤有宝贵经验。

三、学术思想

1. 注重脏腑辨证，强调辨证与辨病的结合

沈老在长期的临床生涯中，较为注重脏腑辨证，任何内科疾病均为脏腑自身或因外邪侵袭导致功能失调及脏腑之间彼此平衡被破坏的结果。五脏不仅有相生相克关系，而且与六腑又互为表里。一旦病变发生，彼此之间必然相互

影响。同时也必须明白，病是指在一定条件下以正邪相争为基本形式的病理过程。而证是对临床望闻问切四诊所见及发病环境进行综合分析得出的疾病病理变化某一阶段的综合。故辨证是动态诊断，证是从属于病。这种辨病与辨证相结合的治法，不仅有利于某种特定疾病协定处方临床疗效的观察，还解决了不少有病无证、有病少证或有证无病的尴尬情况。

2. 临床施治尤重疏、清、下

临床上辨证施治并非永恒不变，不仅要考虑病因与症状，正气与邪气，旧病与新疾，同时必须注意到当时的社会背景、天时、地气、人情。在目前的社会环境下，由于生活节律的加快，社会竞争日趋激烈，人们心理负荷日益加重，因为紧张、焦虑或抑郁引发的各种疾病呈大幅上升现象。同时由于环境的污染，农药的广泛使用，导致体内毒素大量积累，严重影响人的健康。抗生素、输液等治疗手段滥用，致使机体菌群失调，形成严重的痰湿现象。传统饮食结构已遭到挑战，代之以醇酒飘香、膏粱厚味，造成肥胖倾向日益严重，"大疗"之变屡见不鲜。这是目前社会环境下中医师必须认真考虑并加以处理的问题。

3. "肝实肾虚"是男科疾病的病机特点

肝肾同居下焦，水木相生，乙癸同源，二者互为影响。肝经循阴股，结于阴器，络诸筋，故有肝司阴器之说。且肝藏血，肝肾同源，精血互生，肝疏泄、藏血功能正常是精液生成、排泄的重要条件。肝与男性生、长、衰均有密切的联系。正如古人在性养生理论中提到"五日烦，六日绝"。不良情绪不仅影响性生活质量，而且会影响男女双方的身心健康。而现在社会正处于紧张、焦虑或抑郁大环境，故易诱发各种男科疾病，如勃起功能异常、射精异常、精子质量异常等一系列病变。

四、临证经验

沈老治病，思想开阔，对疑难杂症有独特之处。尤其擅长治疗阳痿、慢性前列腺炎、精液不液化等男科疾病。同时主张男性病的内外合治、夫妻同治。

对精液不液化，认为精液如同汗、胃液等一样，均属正常津液的组成部分。精液不液化的关键是津液输布障碍，液停滞聚而成痰，痰性黏腻，聚于下焦而致。故在施治中主张从痰入手，考虑到脾为生痰之源，佐以健脾，临床上以温胆汤加减治之。

对于慢性前列腺炎，他认为多始于生活失节、感受疫毒之邪蕴阻下焦。如果失治误治，容易导致邪热留而不去。故本病早期主要以邪热为主，中后期以痰瘀互结为标，肾亏为本。而晚期多以肾亏伤肾为主要表现形态。但痰瘀之邪贯穿整个过程，只是程度不同而异。故在施治上主张清热利湿、活血化痰、滋补肾阴为基本治则。同时配以由黄柏、丹参、败酱草、大血藤、桃仁、桔梗、苦参、墨旱莲等配伍而成的前列腺栓外用剂，内外合治达到良好疗效。

对于心因性勃起功能障碍，在目前整个社会焦虑的心态下，认为多为肝失疏泄，继则伤肾，故在治疗上主张疏肝益肾之法，同时配以自研的由仙茅、淫羊藿、当归、肉桂、蛇床子等药物组成的"启痿灵"外擦剂，配合局部按摩法，以促进局部循环，提高药物吸收效果。同时强调本病夫妻同治，鼓励进行适度性生活，禁止烟酒，取得了良好疗效。

在内科施治方面也有许多独到的思想，如在脾胃病的调理方面，认为脾胃虚弱者往往有不同程度的食滞现象，继而又加剧了脾胃运化功能失司，从而形成恶性循环，故提出"要补中虚，先导食滞"脾胃病调理分步施治观点。即先行消食导滞，取方保和丸，复以四君子汤或补中益气汤加减治疗，则往往事半功倍。在中药运用方面，则善于巧用药对，如大剂量的柴胡配黄芩治疗外感高热，以夏枯草配姜半夏治疗顽固性失眠，以龟、鳖甲配夏枯草治疗肝脾肿大。同时相对重视医嘱，认为临床所见疾病多来源于日常行为失控，重视医嘱，医患合作，更有利于患者早日康复。

第三节　崔云

一、名医简介

崔云，1961 年 7 月出生于浙江省宁波市鄞州区，1983 年毕业于浙江中医学院（现浙江中医药大学），毕业后进入宁波市中医院工作至今。毕业后师从于浙江省名中医刘中柱先生，后于 2006 年取得浙江中医药大学医学硕士学位。系浙江中医药大学附属宁波中医院教授、二级主任中医师，博士生导师、博士后合作导师，第六批全国老中医药专家学术经验继承工作指导老师，浙江省名中医，浙江中医药大学中医外科学博士点、硕士点，浙江省中医药重点专科，宁波市首批重点特色中医专科男性专科学术带头人，国家中医优势专科、宁波市医学重点学科（中西医结合外科学）学科带头人。现任中华中医药学会男科分会副主任委员，世界中医药联合会男科专委会副会长，中国性学会中医性学分会副主任委员，浙江省中医药学会副会长，浙江省中医药学会第五、第六届外科分会副主任委员，浙江省中医药学会男科分会主任委员，宁波市中医药学会会长。主持国家自然科学基金项目 1 项、浙江省自然基金项目 2 项、厅局级课题 7 项。主持研究成果获浙江省医学科技进步奖、浙江省自然科学技术奖、浙江省中医药科学技术创新奖二等奖、中华中医药学会科学技术奖三等奖、宁波市科学技术进步奖二等奖等 7 项。共发表论文 200 余篇。参与编写普通高等院校"十三五"规划教材、全国高等医药院校规划教材《中医男科学》1 部，以主编、副主编身份参与编撰著作 12 部。作为核心专家参与编写全国行业标准与规范（专家共识）14 项。

二、学术渊源

崔云教授其学业出于学院教育、师授。于 1978 年成功考入浙江中医学院中医学专业。工作后先后师从严氏外科传人、浙江省名中医、甬派名医刘中柱先生，国医大师、中国工程院院士王琦教授，从事中医外科、男科的临床、科研、教学工作40余年。临床首重辨证，深思明鉴；善用经方，更汲新知；酌古准今，求平寻源。擅长中医药防治泌尿男科、外科疾病及亚健康的调理。

三、学术思想

1. 男科诸疾治从郁，善施柴胡畅情志

现代社会背景下，临床常见紧张焦虑、疑惑、易激等情绪失调的患者，表现为咽喉异物感、胸胁部胀满、失眠多梦等症状，这些在中医统称为"郁证"。崔云教授常指出，郁证作为一种全身性的情志疾病，对身体各部分的影响是不容忽视的，处于郁证状态的群体，其工作效率下降、内心敏感或悲观厌世，成为一些恶性疾病或事件的潜在诱发因素。郁证在男科临床中时常出现，尤其男性在肩负社会进步、家庭生存的重担等持续的压力下，患病的外在表现之一即性功能的异常。崔云教授深谙朱丹溪"一有怫郁，诸病生焉"之理，认为郁是男科疾病发生的关键因素，尤其是精室为肝经所系，男性生殖系统恰处肝经循行之所，肝气的郁滞会导致精气血津液运行障碍，肝肾间物质转化及功能协调受阻。若肝经郁滞、疏泄不及则阳强不泄；若肾失封藏、精关不固则遗精滑精；肝郁气滞致血液瘀阻脉络，则发为精索静脉曲张；气血不达宗筋而易致阳痿；肝郁日久化火灼烧精室血络又会造成血精；湿热痰浊瘀滞搏结于下焦精室则会出现慢性前列腺炎、前列腺增生、前列腺癌等疾病。因此，崔云教授在治疗男科疾病时往往从郁的层面出发，善用小柴胡汤、四逆散、柴胡疏肝散和柴胡加龙骨牡蛎汤等柴胡类方，行肝经逆结之气，疏肝解郁，配合适度的言语疏导，帮助患者走出误区。

2. 生殖之要首在精，乙癸同源察病机

肾主生殖，肾精在生殖及其他男科疾病均占据根本地位，因此男科疾病的补肾观深入人心。崔云教授对于男科病诊治具有独到的思考，他反对一味从补肾壮阳入手治疗阳痿、男性不育症等疾病，反而认为随着社会发展模式转变、社会压力增大，肝气郁结愈发成为男科疾病的关键病机。他十分推崇肝肾同源理论，这一理论胎息于《黄帝内经》，形成于李中梓的"乙癸同源，肾肝同治"。崔云教授立足先贤经典论述，主张从经络气血探讨肝肾同源内涵并用以指导男科疾病的临床治疗，认为肝肾间经络相连、精血互化、木水相生、阴阳互资互助、藏泄互用、生理病理相关，而肝气的畅达是保证肝肾间物质转化和

功能协调的关键因素。一旦肝气郁结不舒，则肝肾失调，精血瘀滞不化而产生男科瘀证，表现为男性不育症及性腺炎症等疾病；而肝肾藏泄失职，则精关闭藏不及，发为早泄等疾病。崔云教授基于肝肾同源理论辨治男科疾病，重视肝肾功能的调节，虚性病证重视肝肾同补以司互化；虚实夹杂病证重视疏肝补肾通络，以畅达脉络的瘀滞不通状态；而对于实证为主者，重视疏肝理气、活血化瘀为先，若未清则补，则旧邪不去、新邪又生，变证四起。

3. 四旁皆赖脾胃化，常顾后天不可忘

崔云教授诊治男科疾病时时不忘顾护脾胃，其尊崇《黄帝内经》"脾脉者土也，孤脏以灌四旁者也"的论述，认为脾胃化生精微、运化水液，不断滋养五脏六腑，能够直接和间接地对精室起到濡养作用，保证生殖功能和机体各部运化的正常。其按照脾胃虚实证候，分脾虚为主、虚实夹杂、实证为主的不同，进而形成补虚为主、虚实兼顾、泻实兼顾补虚的诸多治则。脾虚为主者，可见于禀赋不足、久病虚损、药物及手术损伤，机体正气耗伤，阴津匮乏，崔云教授善用四君子汤、补中益气汤等；虚实夹杂者，可见于情志损伤、饮食失节、痰湿内蕴等证，在健脾之余常配伍疏肝之柴胡类方，以及消积化滞、燥湿化痰之属，如山楂、制半夏、厚朴、苍术等；实证为主者，重视先清实邪，促脉道之通畅，再施补益，复气血之亏耗。崔云教授常用大柴胡汤、黄连解毒汤、当归六黄汤等方，重视清热利湿、活血化瘀，这些药物具有调节糖脂代谢的功效，有助于内环境的改善。但这些药物因性味多苦寒、辛燥，用之不慎则影响脾胃运化、耗损气血，因此泻实为主时，又常配入山药、茯苓、薏苡仁等顾护脾胃之品。

4. 临证诊病缓急治，内外合用遏病势

崔云教授指出，多数男科疾病虽然并非急症，但是稍有不慎、延误病机，则可引起严重的后果。如睾丸鞘膜积液一症，若积液较多、日久不去，则可压迫睾丸，导致其功能受损，可对生育造成不可逆影响；又如急性附睾炎，若不短期内遏制其病势，则可移位感染睾丸及附睾，发为脓肿，产生纤维化，对生殖系统产生严重损害；又如精囊炎、血精治疗不及时，慢性出血可严重损害患者心理健康，因此这些能够短时间内给患者造成痛苦、隐患和严重担忧的疾病，亦当视为男科急症，须尽快遏制其发展势头。崔云教授常言，男科是外科的一个重要分支，男科临床上不能忽略外治手段的优势，尤其男性生殖器官居于下焦，且见于体表，口服中药经代谢后，到达下焦生殖器官时已所剩无几，因此借助外治手段直接使药物与生殖器官接触，不失为良法。如对于鞘膜积液、急性附睾炎、血精，甚至一些阴茎破损处、尖锐湿疣、尿路感染等疾病，崔云教授常嘱患者内服药物兼外用坐浴，借助内外合用的方式快速遏制病势。其中有诸多智慧之处，如嘱患者药物自己煎煮，或将药物置于开水瓶，加适量开水闷泡一夜，次日饮用兼坐浴，如此则汁液较多，足以内服外用。

5. 症病体证四维辨，创新兼融医教研

辨证论治是中医的特色之一，是实现个体化诊疗的重要介质。崔云教授临床常说，在目前疾病种类多样、复杂、怪异的背景下，不可一味秉持辨证论治，而应当多因素综合考虑，否则容易漏诊、误诊甚至贻误病机。他依据自身40年临证经验，形成了"审症－诊病－辨体－识证"的四维辨治模式，对临床诊疗大有启发。所谓"审症"就是仔细观察患者表现于外的征象，并借助舌脉、言语、动作及相关检查结果（如精液常规、精子形态学及彩超）等进行综合判断；"诊病"是确定中医病名和西医病名的过程，亦是对患者病理状态作出的一个总结；"辨体"是对患者体质所属的判断，体现了因人制宜的特点；而"识证"是为了进一步的立法、遣方和用药。通过"审症－诊病－辨体－识证"的模式，能够形成对病人身体状态的一个整体性评判，避免了单纯辨证论治或辨病论治的缺陷。崔云教授不仅在中医理论和实践中进行创新，更是融合临床、教学和科研于一体，如申报多项省级和国家级科研项目，培养硕士、博士及博士后多名，年门诊量逾万人次等，他十分重视中医的传承，亦注重现代医学的研究，使得科研与临床相辅相成，正是如此，方造就了一代名医。

6. 谆谆善诱常疏导，德医双馨杏林间

崔云教授临证诊病给病人最深刻的印象便是幽默风趣、和蔼亲切、对病人耐心地劝说与引导，以及毫不吝啬地鼓励和安慰。这既是其崇高医德的体现，也是其临床治病的重要辅助手段。崔云教授常说，对患者治疗的目的是解除病痛，而实际上病痛的产生并非全是器质性的改变，许多症状，诸如莫名的疼痛、不适和胸闷气短等表现，往往借助现代仪器亦不能查明原因，归根结底是情绪化的产物。所以治病之时，常与患者交流一些非医学的事情，使患者的紧张情绪得到放松，唯使患者心情好、胃口好、大便通畅，则诸症"不治而愈"。崔云教授现已临证40余载，从加冠之岁工作到花甲之年，仍勤于思考，不断学习，并且始终坚守药味适中、药价平和、药效和缓的原则，坚持纯用中药，尽量在保证疗效的基础上减少患者的经济负担，这种崇高的医德和高超的医术深深启发着后学者们。

四、临证经验

崔云教授擅长男性不育症、阳痿、遗精、慢性前列腺炎、前列腺增生、前列腺癌、睾丸鞘膜积液、尿路感染等多种泌尿、男科疾病的临床诊治，具有诸多独到的见解和十分丰富的经验。

1. 男性不育症

男性不育症的致病因素复杂难辨，涉及物理性、化学性、感染、基因等多重因素交杂。崔云教授在不育症的诊疗中，重视中医四诊与现代医学检验结果的结合，即运用"审症－诊病－辨体－识证"的治疗思路选药裁方，结合现代精液检测辨精施药，灵活运用"体质论"。对于男性不育伴有高脂血症、肥胖症、糖尿病等代谢相关疾病的患者予大柴胡汤化裁，调实性体质，通腑泄浊以轻体；对于阴虚夹湿体质者选用当归六黄汤滋阴清热、调节代谢；对于因免疫相关因素导致不育的患者，循其本，活用柴胡类方调节其免疫；对于感染指标异常的患者，借温清饮和血解毒。临证之时，秉持审病求因、求因祛因、祛因乃得子的理念，取效甚捷。又因肾藏精、主生殖，肝藏血、精血同源，肝病及肾、肾病伤肝，故辨证施治时尤重肝肾，常采用补肾生精、疏肝解郁诸法，同时注重脾胃这一后天之本，重视健中州以溉四旁、调脾胃升清降浊之功，如此扶正祛邪兼顾，提高精子活力，增加受孕率。而面对前来求医的患者，他又尤其注重心理疏导与药物治疗相结合，身心同调为患者制订个性化的诊疗方案。

2. 阳痿

中医亦称之为"阳痿"，亦有"筋痿""阴痿"之称。崔云教授重视气的运动在阴茎勃起中的重要作用，并重视调节气机治疗阳痿。他认为男性的勃起功能有赖于肾气、天癸的发育充盛，心神的愉悦与兴奋，脾胃气血的充实，以及肺气与肝气的调达，即男性勃起的生理基础以宗筋为体，以气血为用，多脏腑共同协作，如此可使气血随心而动，充实宗筋，从而勃而坚、坚而久，达到满意的夫妻生活。崔云教授认为，阳痿不可单纯视为一种疾病，而应当是一种病理状态，当患者面临较大的生活和工作压力，或罹患高血压、糖尿病等基础疾病时，阳痿往往是内在异常的外观表现。因此崔云教授从肝肾同源理论出发，认为肝气郁结是阳痿发生的关键病机，尤其重视从肝经辨治阳痿。肝经乃生殖中枢，其循行环阴器，具有畅达气血的功效，一旦多因素导致肝气郁结，则肝肾间物质转化异常、功能失调，气血瘀滞不行，阴茎痿弱不起。崔云教授立足阳痿肝郁不舒、气滞血瘀的主要病机，重视以疏肝解郁、行气活血为治疗大法。以肝为主导，各脏腑兼治，善用柴胡类方配伍行气活血通络之品切中病机，结合心理疏导使患者摆脱疾病带来的心理压力。另建议患者定期监测生化指标情况，做好健康防护和宣传教育。

3. 早泄

中医称之为"鸡精""见花谢"等。崔云教授从肝肾同源理论出发，认为肝主疏泄、肾主闭藏，肝肾功能的协调是保证精液适时排泄的前提。当压力增大、情绪紧张等情况导致肝气郁结时，由于肝愈郁则愈欲疏泄，可使肝气郁结化火、热邪内迫，引起疏泄太过，肾不闭藏，精液泄出。此外，由于心为五脏六腑之大主，精关开阖亦受心神之调控，而脾为后天之本、气血生化之源，肝肾亦受脾胃精微之濡养来保证自身功能，且脾气固摄的作用有助于精液之闭藏。因此，在早泄的治疗上，崔云教授遵循"审症 – 诊病 – 辨体 – 识证"的辨证模式，重视将辨证论治、辨病论治、辨体论治相结合，首重肝肾之调节，复心神之调控，兼顾脾胃之运化，如以小柴胡汤合半夏厚朴汤为基础，配合五味子、百合等补肾宁心之品，其中亦不乏党参、茯苓等益气健脾之属，体现了对脏腑的综合调节。此外，早泄与情绪、房事频率等密切相关，崔云教授用药之余既嘱患者注重养生调摄，宁心守神，调畅情志，避免焦虑。他又嘱患者控制房事频率，不可过度以耗损肾气，亦不可过少，否则用进废退，更不利于窥探药效以调整药物。

4. 血精

中医称之为"赤浊"。崔云教授基于气虚不摄血和实邪迫血行之病因，将血精分为肾虚肝郁、湿热瘀阻、脾肾亏虚 3 个证型。治疗过程中，崔云教授谨扣病位，认为血精病在精室，而精室属于奇恒之腑的范畴，以通为要，故通法应贯穿血精治疗始终。对于湿热瘀阻型患者，崔云教授常将"通"融入"清""化"之中，以清热利湿化瘀为治疗大法；对于肾虚肝郁型患者，常通补兼施，以滋肾疏肝活血为治疗法则，标本兼顾；对于脾肾亏虚型患者，崔云教授认为此类患者正气已无力抵御邪气，邪气亦不盛而略有残留，因此在补益之中辅以通法，一则通其残留之邪，二可使其补而不滞。内服药物之外，因血精常发于性腺炎症，崔教授常嘱患者外用坐浴，使得药物与下焦生殖器官直接接触，更好地起到消炎止血的作用。此外，因精中带血，多数人会产生焦虑、恐惧和忧虑情绪，因此崔云教授重视血精患者的情志疏导，告知其适度排精以排出瘀血，禁欲留瘀反而不利于疾病恢复。

5. 遗精

中医亦称之为"遗精"，具有生理性和病理性之分。所谓"精满自溢"，生理性遗精往往是精液蓄积、溢泄的正常现象，通常是无排精情况下，每个月2～3次，且无不适；而病理性遗精指无排精情况下，每周2次以上，常伴有腰酸、头晕、耳鸣、失眠等症状。崔云教授认为遗精多由房事过度、屡犯手淫、思虑过多、嗜食厚味等因素所致。病因有虚实之别，实者多为遗精初起、年轻体壮者，邪扰精室，则精液妄泄；虚者多为久病体衰、年老力弱者，固摄失司，则滑脱不禁。故崔云教授采用清泄、补益的治疗原则，根据不同的证型，分别采用三才封髓丹交通心肾、归脾汤悦心健脾、自拟清平方（沙苑子、莲子、芡实、五味子、生龙骨、生牡蛎、生地黄、栀子、麦冬、黄连等）清心补肾、知柏地黄汤滋阴降火、龙胆泻肝汤清热利湿。除药物治疗外，崔云教授还主张对患者进行情绪疏导，进行积极的健康教育与生理知识讲解，尤其是生理性遗精作为一种正常的生理现象，却让患者背负沉重的心理负担，得不偿失。因此让患者卸下心理负担是治疗的关键一步。

6. 前列腺增生

中医称之为"癃闭"，为老年男性常见疾病。崔云教授认为本病多与先天不足、后天失养、劳逸失度、饮食不当、情志失调等因素有关，病位以精室（前列腺）和膀胱为主，又与肺、脾、肾三脏关系密切。年老肾虚、脾失健运为其内在基础，而湿热蕴结、瘀浊阻滞是其形成的关键。故医家治疗当遵扶正祛邪之旨，据此确立补肾健脾以治本、清化实邪以治标、宣肺降浊以调气的治疗原则。本病病程漫长，且易反复，临证注重辨明寒热虚实，选方用药宜当主次分明。补肾时注重壮水以分清浊，益火以化气。补脾时常综合醒脾、运脾、健脾之品。尤为注重肺在本病中"通调水道，下输膀胱"的作用，同时认为肾亦开窍于精室，精室亦上通于肺，精室疾病亦当责之于肺，运用"提壶揭盖"，启上焦之塞以开下焦之闭，于方中掺入麻黄、桔梗、紫菀、五味子、麦冬等药物，合补肺、泻肺、敛肺、清肺为一体，以复水液澄澈。前列腺亦属"奇恒之腑"，当以通为用，崔云教授遣方选药考虑药性归经，同时又结合现代药理学作用，运用具有抗病原体、消炎作用的药物，清热化湿、活血散结、逐瘀降浊，以求"除邪散结"。患者具有个体化差异，崔云教授治疗时结合"审症 – 诊病 – 辨体 – 识证"的诊治模式，谨守病机，又法活机圆，知常达变，常能获效。

7. 慢性前列腺炎

此病属于中医"淋浊""精浊"范畴。崔云教授根据多年临床实践经验认为本病病机多以湿热、肝郁、瘀血、正虚为主。治疗时将辨证论治与辨病论治相结合、内治与外治结合、中医与西医相结合。遣方用药上多以中医经方为基石，结合西医药理学研究，巧设药对，临证加减。常使用清热解毒化湿类药物以抗病原体、抗炎；活血化瘀药物以改善前列腺血液循环，促进炎症的消退，改善后尿道等邻近器官的纤维组织；益气扶正药物以提高免疫功能增强机体的抗病能力。在治疗同时又重视加强患者的自我保健意识，于诊疗过程中指导病人改变不良饮食生活习惯，注意个人卫生，摆脱相关致病因素。本病的发生发展不仅是医学问题，更是社会问题。崔云教授认为本病精神压力给本病患者影响远大于疾病本身，其深谙朱丹溪"一有怫郁，诸病生焉"之述，在治疗时从"郁"着手，疏肝解郁、调畅气机，同时紧扣病机之变化，灵活地辅以活血化瘀、化痰祛湿、消食化积、清热散火之法，辨郁而治，心理疏导与药物并重，从而改善患者身体、心理、社会适应状态。

8. 前列腺癌

中医称之为"癃闭""癥瘕""淋证"等。崔云教授认为天癸衰竭、正气亏虚是前列腺癌发病的内在基础，正虚影响代谢，形成水湿、瘀血等病理实邪，留滞前列腺，蕴结腺体，导致前列腺阴阳失衡。这是产生癌邪，形成前列腺癌的关键。其辨治前列腺癌遵循"持续扶正，适时清毒，随证治之"的理念。"持续扶正"的原因在于患者年老虚损，更经癌邪、手术或放化疗损伤，正虚更甚，故当扶助先后天之本，重视补脾、以善其肾，肝肾同求、益精壮骨；"适时清毒"是指在患者接受放化疗即为清除癌毒的过程中，且久用清除湿热痰瘀之毒的药物，有碍正气恢复，因此要阶段性清除实邪；"随证治之"是根据前列腺癌合并的尿路及其他进展期症状、放化疗及手术后遗症的不同，识别病机，灵活用药。如对于前列腺癌根治术后发生尿失禁者，崔云教授坚持"补脾为主，补肾为辅，兼顾实邪"的原则，善用黄芪、党参、绞股蓝等药物，重视发挥气的固摄作用。对于前列腺癌合并骨转移的患者，其重视补益肝肾、扶正壮骨以治本，清除癌毒、祛邪止痛以治标，纯用中医药治疗本病，显著改善了西医手段所引发的不良反应，提高了患者生存质量。

9. 睾丸鞘膜积液

中医古籍中以"水疝"称之，是睾丸鞘膜囊内发生的病理性积液，长期的积液压迫可使得睾丸局部供血障碍，甚者对生育造成严重影响。崔云教授针对此病，提出了切病机、抓要点的诊疗思路。他指出，禀赋不足、房劳失节致肾气亏虚、气化无力，或因生活压力增大、工作不遂等致肝气郁结、水液输布障碍，诸多原因皆可引起水液积聚体内。水性趋下，留滞睾丸，排泄不及时，即可发为睾丸鞘膜积液。同时，崔云教授遵循仲景"血不利则为水"的论述，认为水不利则脉道亦不通，加上肝气郁结、肾气不化、外感诸邪等，常使脉道受阻不利而为瘀，且肝肾同受脾胃之精，脾能运化水液，因此在论肝肾与睾丸鞘膜积液关系时，要结合脾虚和血瘀的因素。崔教授将此病分为阴虚肝郁、阳虚肝郁、肝肾不足3个证型进行治疗。治疗上采用内外合用的思路，内服药物以补肾疏肝、利湿泄浊为基础，深度把握"湿邪"这一疾病发展过程中的重要病理因素，补肾疏肝之时又不忘温脾以利水，利水之时亦少佐化瘀之品；外治法则以直接接触阴囊为要，主要采用中药坐浴的方式，使得药力直达病所，药物利用率达到最大。借助于内外合治的手段，往往取得不错效果。

10. 男性乳房发育症

中医称之为"乳疠""乳核""乳节"等。《疡科心得集》认为"男子之乳头属肝，乳房属肾"，因此本病与肝肾密切相关。崔云教授认为肾虚肝郁是乳房发育的核心病机，且肾虚有阴虚、精亏和阳虚之别，肾阴虚多由肝郁化火伤及肾阴所形成，肾精不足和肾阳虚主要责之脏腑的虚衰，脾虚不能运化精微、肾精肝血不能相互滋生导致肾精不足，脾肾阳气、肝阳肾阳不能相互资助导致肾阳亏虚等。而不论何种肾虚，因木生于水，肾虚常致肝木升发障碍而郁滞于下，造成肾虚肝郁的结局。崔教授亦指出，单纯的肾虚肝郁并不会导致肿块的形成，乳房形成肿块必是有实邪留滞局部，肾为气之根，肝的疏泄保证气机的运行，一旦形成肾虚肝郁证，必然导致气化无力、运行障碍，气无法促进津液代谢、推动阴血内行，则滞血成瘀，聚湿为痰，痰瘀互结于肝肾经络，则局部有实物阻滞，发为乳房内肿块，致局部气血不通，并发疼痛，因此痰瘀凝滞是乳房发育的病理关键。治疗上遵循补肾疏肝、化痰除瘀、身心同调的原则，常收获满意效果。

11. 尿路感染

中医称之"淋证""腰痛"等。崔云教授指出本病主要是由于脾肾亏虚、外邪入侵所致，治疗关键在于清热祛湿，多主张分期论治。对于性生活不洁、感染外邪所致，或处于疾病早期者，此时湿热之邪明显，湿热蕴结下焦、膀胱气化失司但机体正气尚足，当重视"清""化"之法，以清热祛湿、化瘀解毒、通淋祛邪为主，不妄加补益之药，以免闭门留寇。崔云教授临证常采用自拟方，药物包含生黄芪、白芷、升麻、连翘、黄芩、生地榆、栀子、赤芍、车前子、泽泻、茯苓、薏苡仁等，既祛除湿瘀毒邪，又不忘顾护脾胃。对于正气内虚、外邪侵袭者，或疾病迁延日久、用抗生素寒凉遏脾而病邪未去者，此时病邪缠绵已久，正虚邪恋，湿热难去，病性虚实夹杂，此时着重健脾益气补肾，提高机体免疫力，鼓助正气以驱邪外出，崔教授常拟生地黄、泽泻、茯苓、山药、生白芍、菟丝子、枸杞子、黄芪、生白术、党参、马鞭草等，以六味地黄汤、四君子汤、五子衍宗丸等扶正之剂为基础方，兼配合少许祛邪之品。

第四节　谢作钢

一、名医简介

谢作钢，出生于 1965 年 10 月，浙江省温州市苍南县人，现任职温州市中西医结合医院男科主任，学科带头人，医学硕士，硕士生导师，全国优秀中医临床人才，浙江省名中医，瓯越名医。第七届中华中医药学会男科分会副主任委员，首届中华中医药学会生殖医学分会常委，第六届浙江省中医药学会男科分会主任委员，第二、第三届浙江省性学会中医专业委员会主任委员，浙江省中西医结合学会男科分会副主任委员，首届浙江省中医药学会生殖医学分会副主任委员，浙江省中医药学会中医经典研究与传承分会顾问，浙江省首批省中医药文化科普巡讲专家，首届温州市中西医结合学会男科专业委员会主任委员。

1988 年，毕业于浙江中医学院中医专业；2005 年，上海中医药大学中西医结合临床研究生进修班结业；2002 年，上海第二医科大学附属仁济医院男科研究所进修；2009 年至 2011 年，参加第二批全国优秀中医临床人才研修项目培训。

二、学术渊源

谢作钢，在浙江中医学院学习期间，不断钻研中医经典古籍，激发了对经方的学习兴趣。参加工作后，致力于经方临床应用的探索。2008 年 12 月至 2012 年 3 月谢作钢参加第二批全国优秀中医临床人才研修项目，师从国医大师王琦教授（北京中医药大学）、全国经方名家冯世纶教授（中日友好医院）、全国名中医李曰庆教授（北京中医药大学东直门医院）、全国名中医连建伟教授（浙江中医药大学）、全国老中医药专家学术经验继承工作指导老师鲍严钟主任医师（浙江省中西医结合医院）、浙江省名中医程锦国教授（温州市中医院），并精读中医四大经典及其他重要著作，写出跟师心得、学习心得、跟师医案100余篇，编著了《男科心悟》。优才项目培训结束后，中医理论认识得到了极大提升，中医临床技能获得了质的飞跃。特别是在经方大家王琦教授、冯世纶教授、连建伟教授的指导下，其运用经方治疗男科疾病取得了较好疗效，并编著了《男科经方手册》，从此成为忠实的男科"经方派"。近年来，谢作钢举办了近10次国家级、省级经方男科运用继教班，并举办了一次"胡希恕经方男科运用高峰论坛"，在国内具有一定的影响力，并为经方男科推广应用做出一些贡献。并且培养了省级基层名中医、市级中医传承人员近10人，研究生2名。

三、学术思想

1. 对中医"气淋"理论的发挥

谢作钢认为慢性前列腺炎中的慢性盆腔疼痛综合征（CPPS）一类相当于中医的"气淋"范畴，可用沉香散加减治疗，并取得了满意的临床效果。发表论文《沉香散加减治疗前列腺痛30例》（《浙江中医杂志》，1999年第1期）。

2. 主张慢性前列腺炎从瘀论治

谢作钢针对慢性前列腺炎腺管阻塞的病理特点，结合中医"不通则痛"理论，提出慢性前列腺炎从瘀论治的主张，认为"通"是治疗慢性前列腺炎的关键，故治疗注重活血祛瘀、通精排浊。发表论文《前列通瘀胶囊治疗慢性盆腔疼痛综合征临床研究》（《中国男科学杂志》，2003年第1期）。

3. 对前列腺属"奇恒之府"理论的发挥

前列腺如女子之胞宫，同属奇恒之府。谢作钢认为前列腺生理特点是"有藏有泄"，病理特点是"既漏且堵"。这个观点对临床具有较好的指导意义。发表论文《鲍严钟治疗慢性前列腺炎经验》（《天津中医药》，2014年第10期）。

4. 从细胞因子角度拓展中医"扶正祛邪"理论内涵

2012年，谢作钢发现复元活血汤具有调节促炎性细胞因子和抗炎性细胞因子的作用，并抑制转化生长因子-β1（TGF-β1），从而有利于炎症的恢复。这与祖国医学扶正祛邪理论基本吻合，对中医基础理论的发展具有较大的意义。发表论文《复元活血汤对慢性非细菌性前列腺炎前列腺液细胞因子的影响》（《浙江中医杂志》，2018年第6期）。

5. 主张男科疾病从六经论治，拓展经方男科运用

（1）男科疾病从六经论治理论阐述

《伤寒论》的六经辨证不仅为外感病而设，同样可用于治疗各种杂病，男科疾病完全可从六经辨治，先辨六经，继辨方证，方证对应，疗效卓著。发表论文2篇：《冯世纶教授从六经论治男科病经验》(《中华中医药杂志》，2012第10期）、《冯世纶运用经方治疗男科疾病的经验》(《浙江中医杂志》，2012年第1期）。

（2）注重男科经方方证对应研究

"方证对应"是仲景学说的精华，通过系统整理历代有关经方治疗男科疾病的医案，总结了50首男科经方的方证特点和规律，为今后男科临床经方应用提供了较高的参考价值。出版专著《男科经方手册》(湖北科学技术出版社，2015年出版）。

6. 重视"男女同治"在生殖医学研究中的作用

谢作钢认为"男女同治"有2层含义：一指男女两科疾病迥异，但治理相通，方药可以相参互用；二指男科疾病和妇科疾病，夫妻双方必须相互配合，共同治疗，即"男女同诊同治"。"男女同治"在不孕不育、生殖感染、性功能障碍等生殖医学领域具有相当重要的学术意义、社会意义和经济意义。

7. 重视医养结合，注重养生有道

现代疾病，慢性病占多数，大多与生活起居、情志调摄不恰当有关系。故谢作钢提出医养结合、重视养生、养生需有道之观点，并对养生的内涵进行阐述。出版专著《养生有道话男科》(上海科学技术出版社，2017年出版）。

四、临证经验

谢作钢主任集30余年男科临床经验，创建系列经验方，如前列腺1～4号方、生精1～2号方、兴阳颗粒、延射汤、助射汤、宁血汤等。并创制系列中药外治方，包括脱敏、助勃、前列腺功能恢复等作用的中药敷贴剂、涂剂、灌肠剂、肛栓剂等系列制剂。这些经验方和外用制剂，经过长期临床应用，疗效比较稳定。现将部分男科疾病的治疗经验介绍如下。

1. 补中益气汤合桂枝茯苓丸加味治疗精索静脉曲张不育症

近年来，谢作钢主任参考了精索静脉曲张的解剖学因素及导致不育的机制，提出了"肝肾亏虚、升机不足、中气下陷、下焦淤血"是精索静脉曲张不育症的病机特点，采用补中益气汤和桂枝茯苓丸加味治疗精索静脉曲张不育症，疗效确切。不仅体现在改善症状、提高生育能力，并经彩色多普勒超声证实，能缩小静脉内径、减少静脉反流。

2. 运用《黄帝内经》"阳化气，阴成形"理论指导男性不育症治疗

对于精液常规发现精子活力低下的患者，根据《黄帝内经》"阳化气"的理论，谢作钢主任认为气推动人体内的新陈代谢，是人体内运动不息的细微物质，精子的运动也需阳气的推动，故在治疗上注重益气补精，或稍佐温阳之品，常用补中益气汤合五子衍宗丸化裁。对于反复流产的夫妇，其原因不仅与女方有关，有证据显示精子DNA碎片增高与怀孕的不良预后有密切联系。故对于精子畸形率增多，或精子DNA碎片增多的患者，常采用滋阴为主，温阳为辅的方法，常用左归丸加减，壮水之主，培肾之阴。然而补阴阳并非一味蛮补，谢作钢主任常常提醒补阳切忌温燥劫阴，滋阴切忌滋腻碍脾，注重阴阳双调，阴阳微调。

3. 排浊祛瘀通前汤治疗慢性前列腺炎

根据上述"慢性前列腺炎从瘀论治"学术观点，谢作钢主任创制排浊祛瘀通前汤治疗慢性前列腺炎，疗效满意。药物组成：萆薢15g、石菖蒲9g、乌药9g、败酱草15g、苍术10g、黄柏10g、薏苡仁15～30g、川牛膝10～15g、车前子（包）10～15g、桂枝12g、茯苓15g、桃仁10g、赤芍15g、牡丹皮10g、泽兰15g、王不留行15g、皂角刺10g、浙贝母15～30g、天花粉15g、制大黄6～9g。每次处方7剂，早晚饭后1小时服用。4周为1个疗程。视病情改善程度，轻则1个疗程，重者3个疗程。功效：清热解毒，利湿排浊。主治：精浊（慢性前列腺炎），湿热瘀阻型。

4. 经方辨治顽固性血精症的经验

谢作钢主任认为本病虚证为主，虚中夹实。其中阴虚火旺，多夹湿热，常用黄连阿胶汤合蒲灰散加减；阳虚不固，多夹寒湿，常用黄土汤加减；血瘀始终兼顾，常用大黄蟅虫丸加减，恒用海螵蛸、茜草；多用活血养血止血，慎用破血活血；同时重视饮食起居调节。

5. 经方合用经验

经方合方运用是以方证对应为基础，依据病情需要，将经方灵活相合，使其发挥更大的临床功效。谢作钢主任常用的经方合用有：桂枝茯苓丸合补中益气汤治疗精索静脉曲张不育症、大柴胡汤合桂枝茯苓丸治疗前列腺增生症、大黄蟅虫丸合橘核丸治疗阴茎海绵体硬结症、柴胡桂枝干姜汤合当归芍药散治疗勃起功能障碍、四逆散合白头翁汤治疗慢性前列腺炎、小柴胡汤合当归芍药散治疗免疫性男性不育症。

第五章　一

浙派中医男科名著精要

第一节　张山雷与《疡科纲要》

张山雷，清末至民国时期的著名医家，其所著的《疡科纲要》在中医外科领域中占有举足轻重的地位。该书不仅系统总结了前人关于疡科（外科）的理论与经验，更结合作者自身的临床实践，提出了许多独到的见解和治疗方法。实际上，它对男科领域也产生了深远的影响和贡献。

1. 拓展了男科疾病的范畴

在传统的中医理论中，男科疾病往往被归类于内科或泌尿科，而《疡科纲要》则将男科疾病纳入了外科的范畴，从更宏观的角度审视这些疾病。这种分类的拓展使得男科疾病得到了更多的关注和研究，为后来的男科医学发展奠定了基础。

2. 提供了男科疾病的辨证施治思路

《疡科纲要》强调辨证施治的重要性，对于男科疾病也不例外。书中详细描述了男性特有疾病的病因、病机和症状，为医者提供了明确的辨证依据。同时，根据不同的证型，张山雷提出了相应的治疗原则和方法，为男科疾病的中医治疗提供了宝贵的思路。

3. 丰富了男科疾病的治疗手段

在《疡科纲要》中，张山雷不仅注重药物治疗，还强调外治法的应用，如外敷、熏洗等。这些方法在男科疾病的治疗中具有独特的优势，能够有效缓解患者的症状，提高生活质量。同时，书中还介绍了一些特色疗法，如针灸、推拿等，为男科疾病的治疗提供了更多的选择。

4. 强调了男科疾病的预防与调护

张山雷在《疡科纲要》中不仅关注疾病的治疗，还强调预防和调护的重要性。他认为，男科疾病的发生与生活方式、饮食习惯、情志调节等因素密切相关。因此，通过合理的生活方式调整和情志调节，可以有效预防男科疾病的发生。这种预防为主的理念对现代男科医学仍具有重要的指导意义。

5. 对后世男科医学的影响与启示

《疡科纲要》作为一部经典的中医外科著作，对后世男科医学的发展产生了深远的影响。后世医家在继承张山雷的理论和经验的基础上，不断深入研究男科疾病，推动了男科医学的进步。同时，该书也为现代男科医学提供了宝贵的学术资源和临床经验，为现代男科医学的发展提供了有力支撑。

第二节　祁坤与《外科大成》

祁坤的《外科大成》作为清代外科领域的杰出著作，其详尽的论述和丰富的实践经验不仅为外科疾病的治疗提供了宝贵的指导，而且对男科领域也产生了深远的影响和贡献。该书在男科疾病的理论、诊断、治疗及预防等方面均有涉及，为男科医学的发展注入了新的活力。

1. 深化了男科疾病的理论认识

《外科大成》在论述外科疾病的同时，也涉及了男科疾病的病因、病机和病理变化。祁坤通过对男科疾病的深入观察和实践，提出了许多独到的见解和理论，深化了对男科疾病的认识。这些理论不仅丰富了中医男科的理论体系，也为后世医家提供了宝贵的学术资源。

2. 拓宽了男科疾病的诊断思路

在《外科大成》中，祁坤详细描述了男科疾病的临床表现和诊断方法。他强调辨证施治的重要性，提倡根据患者的具体症状、体征和病史进行综合分析，以确定疾病的性质和病因。这种以患者为中心的诊断思路不仅提高了男科疾病诊断的准确性，也为后世医家提供了宝贵的诊断经验。

3. 丰富了男科疾病的治疗方法

祁坤在《外科大成》中不仅介绍了传统的中药治疗方法，还创新性地提出了一些新的治疗手段和方剂。这些治疗方法不仅具有疗效确切、副作用小等优点，而且在实际应用中取得了良好的效果。这些创新性的治疗方法为男科疾病的治疗开辟了新的途径，也为后世医家提供了更多的治疗选择。

4. 强调了男科疾病的预防与调护

祁坤在《外科大成》中不仅关注疾病的治疗，还强调预防和调护的重要性。他认为，通过合理的饮食调养、生活起居和情志调节等措施，可以增强男性的体质和免疫力，减少男科疾病的发生和发展。这种预防为主的治疗理念不仅体现了中医"治未病"的思想精髓，也为现代男科疾病的预防提供了有益的借鉴和启示。

5. 对后世男科医学的影响与启示

《外科大成》作为一部经典的中医外科著作，对后世男科医学的发展产生了深远的影响。后世医家在继承祁坤的理论和经验的基础上不断发展和创新，推动了男科医学的进步。同时，该书也为现代男科医学提供了宝贵的学术资源和临床经验，为现代男科医学的发展提供了有力支撑。

第三节　陈无择与《三因极一病证方论》

陈无择所著的《三因极一病证方论》(简称《三因方》)是中医学宝库中的一颗璀璨明珠,该书以"三因致病"立论,详细论述了内因、外因、不内外因所致疾病的诊断与治疗方法。尽管《三因方》并非专门针对男科疾病所著,但其丰富的内容和独到的见解对男科领域产生了深远的影响和贡献。

1. 提供了男科疾病的病因病机理论

《三因方》在论述疾病成因时,明确指出了内因、外因、不内外因对男性生殖系统的影响。其中,内因多与情志、饮食、劳倦等有关,外因则多与风、寒、暑、湿、燥、火等六淫邪气相关,不内外因则涵盖了跌打损伤、虫兽咬伤等因素。这些病因病机的理论为男科疾病的诊断和治疗提供了重要的理论依据。

2. 丰富了男科疾病的辨证施治方法

《三因方》在辨证施治方面有着独到的见解。陈无择强调在男科疾病的诊断中,应根据患者的具体症状、体征和病史,结合病因病机,进行综合分析,以确定疾病的性质和病因。在治疗上,他提倡因病施治、因人施治,注重个体化治疗方案的制订。这些辨证施治的方法为男科疾病的中医治疗提供了宝贵的思路。

3. 介绍了男科疾病的治疗手段和方剂

在《三因方》中,陈无择不仅介绍了传统的中药治疗方法,还创新性地提出了一些新的治疗手段和方剂。这些方剂多以清热解毒、活血化瘀、温阳补肾等为主,旨在调整男性生殖系统的功能,达到治疗疾病的目的。这些方剂的应用不仅丰富了男科疾病的治疗手段,也为后世医家提供了更多的治疗选择。

4. 强调了男科疾病的预防与调护

《三因方》在论述疾病治疗的同时，也强调了预防和调护的重要性。陈无择认为，男科疾病的预防应从日常生活做起，如合理饮食、适度运动、保持良好的作息习惯等。在调护方面，他提倡通过情志调节、环境调整等手段来改善患者的身心状态，促进疾病的康复。这种预防与调护的理念对现代男科疾病的预防和治疗仍具有重要的指导意义。

5. 对后世男科医学的影响与启示

《三因方》作为一部中医经典著作，对后世男科医学的发展产生了深远的影响。后世医家在继承陈无择的理论和经验的基础上不断深入研究男科疾病，推动了男科医学的进步。同时，该书也为现代男科医学提供了宝贵的学术资源和临床经验，为现代男科医学的发展提供了有力支撑。

第四节　张景岳与《类经》

　　张景岳是明代的著名医家，他的著作《类经》是中医经典文献之一，对中医理论有着深远的影响。尽管《类经》并非专门针对男科疾病所著，但其中的理论和观点对男科领域也产生了重要的影响和贡献。以下是对张景岳《类经》对男科的影响和贡献的详细分析。

　　1. 丰富了男科疾病的理论基础

　　《类经》作为一部对《黄帝内经》进行分类和注释的著作，对中医基础理论进行了系统的梳理和阐述。这些基础理论同样适用于男科疾病的诊断和治疗。通过深入研究《类经》，医家们可以更深入地理解男科疾病的病因、病机、病理变化，为临床诊断和治疗提供更为坚实的理论基础。

　　2. 促进了男科疾病的辨证施治

　　张景岳在《类经》中强调了辨证施治的重要性，提倡根据患者的具体症状、体征和病史进行综合分析，以确定疾病的性质和病因。这种辨证施治的方法同样适用于男科疾病。通过对男科疾病进行细致的辨证分析，医家可以更准确地判断疾病的类型和发展阶段，从而制订更为精准的治疗方案。

　　3. 提供了男科疾病的治疗方法和方剂

　　在《类经》中，张景岳不仅详细论述了中医基础理论，还介绍了一些治疗男科疾病的方剂和药物。这些方剂和药物多以补肾壮阳、固精止遗等为主，旨在调整男性生殖系统的功能，达到治疗疾病的目的。这些方剂的应用为男科疾病的治疗提供了更多的选择，也为后世医家提供了宝贵的临床经验。

　　4. 强调了男科疾病的预防与调护

　　《类经》在强调疾病治疗的同时，也注重疾病的预防和调护。张景岳认为，男科疾病的预防应从日常生活做起，如合理饮食、适度运动、保持良好的作息习惯等。在调护方面，他提倡通过情志调节、环境调整等手段来改善患者的身心状态，促进疾病的康复。这种预防与调护的理念对现代男科疾病的预防和治疗仍具有重要的指导意义。

5. 对后世男科医学的影响与启示

《类经》作为一部中医经典著作，对后世男科医学的发展产生了深远的影响。后世医家在继承张景岳的理论和经验的基础上不断深入研究男科疾病，推动了男科医学的进步。同时，《类经》也为现代男科医学提供了宝贵的学术资源和临床经验，为现代男科医学的发展提供了有力支撑。

第五节　张景岳与《景岳全书》

　　《景岳全书》是中医领域的一部重要典籍，对后世医学产生了深远的影响。尽管该书并非专门针对男科疾病所著，但其中的许多理论和观点对男科领域产生了重要的影响和贡献。下面将从多个方面详细分析《景岳全书》对男科的影响和贡献，力求展现其深远的历史意义。

　　1. 深化了男科疾病的理论认识

　　《景岳全书》对男科疾病的理论认识进行了深入的探讨。张景岳认为，男科疾病的发生、发展多归于阴阳失调，强调阴阳平衡在男性健康中的重要性。他提出"阳非有余，阴亦不足"的观点，认为人体各项生命活动易伤阳气，但同时也重视阴精的养护。这种对阴阳平衡的独特理解，为男科疾病的诊断和治疗提供了新的思路和方法。

　　2. 丰富了男科疾病的辨证施治方法

　　在《景岳全书》中，张景岳详细介绍了男科疾病的辨证施治方法。他强调，辨证施治是中医治疗的核心，对于男科疾病同样适用。他提出，要根据患者的具体症状、体征和病史进行综合分析，以确定疾病的性质和病因。在辨证施治的过程中，他注重从整体出发，综合考虑患者的体质、脏腑功能、气血状况等因素，制订个性化的治疗方案。这种辨证施治的方法为男科疾病的中医治疗提供了更为精准和有效的手段。

　　3. 介绍了男科疾病的治疗手段和方剂

　　《景岳全书》中收录了许多治疗男科疾病的方剂和药物。这些方剂多以补肾壮阳、固精止遗、活血化瘀为主，旨在调整男性生殖系统的功能，达到治疗疾病的目的。张景岳在方剂的选择上非常注重药物的性味归经和功效特点，力求达到最佳的治疗效果。这些方剂的应用为男科疾病的治疗提供了更多的选择，也为后世医家提供了宝贵的临床经验。

4. 强调了男科疾病的预防与调护

除了关注疾病的治疗外,《景岳全书》还注重男科疾病的预防和调护。张景岳认为,预防是医学的最高境界,对于男科疾病同样如此。他提倡从日常生活做起,通过合理饮食、适度运动、保持良好的作息习惯等方式来预防男科疾病的发生。在调护方面,他强调情志调节和环境调整的重要性,认为这些因素对男性健康有着不可忽视的影响。这种预防与调护的理念对现代男科疾病的预防和治疗仍具有重要的指导意义。

5. 对后世男科医学的影响与启示

《景岳全书》作为一部中医经典著作,对后世男科医学的发展产生了深远的影响。该书不仅深化了男科疾病的理论认识、丰富了辨证施治方法、介绍了治疗手段和方剂,还强调了预防和调护的重要性。这些理论和观点为后世医家提供了宝贵的学术资源和临床经验,推动了男科医学的不断进步。同时,《景岳全书》所体现出的对患者个体差异的关注和个体化治疗方案的制订等思想也为现代男科医学提供了重要的启示。

第六节 高鼓峰与《四明心法》

高鼓峰是明代末年的著名学者和医者，他的著作《四明心法》是中医男科领域的一部重要典籍。其中的理论和观点对男科领域产生了深远的影响和贡献。以下是高鼓峰《四明心法》对男科的影响和贡献的详细分析。

1. 强调整体观念，深化男科疾病的理论认识

《四明心法》强调整体观念，认为人体是一个有机的整体，各个脏腑之间相互联系、相互依存。在这种整体观念的指导下，高鼓峰对男科疾病的理论认识进行了深化。他认为，男科疾病的发生、发展与全身脏腑的功能失调密切相关，因此治疗男科疾病时应从整体出发，综合考虑患者的全身状况，而非仅仅局限于病变局部。这种整体观念为男科疾病的诊断和治疗提供了新的思路和方法。

2. 倡导辨证施治，丰富男科疾病的治疗手段

高鼓峰在《四明心法》中倡导辨证施治，强调治疗男科疾病时应根据患者的具体症状、体征和病史进行综合分析，以确定疾病的性质和病因。在辨证施治的过程中，他注重个体化治疗方案的制订，根据患者的具体情况进行针对性的治疗。这种辨证施治的方法为男科疾病的治疗提供了更为精准和有效的手段，也为后世医家提供了宝贵的临床经验。

3. 重视心理调护，强调情志因素在男科疾病中的作用

《四明心法》还重视心理调护在男科疾病治疗中的重要性。高鼓峰认为，情志因素与男科疾病的发生、发展密切相关，因此治疗男科疾病时应注重患者的情志调护。他提倡通过情志调节、心理疏导等手段来改善患者的心理状态，促进疾病的康复。这种心理调护的理念对现代男科医学具有重要的启示意义，为现代男科医学的心理干预提供了理论依据。

4. 对后世男科医学的影响与启示

《四明心法》作为一部中医经典著作，对后世男科医学的发展产生了深远的影响。该书所强调的整体观念、辨证施治和心理调护等理念和方法为后世医家提供了宝贵的学术资源和临床经验。同时，《四明心法》所体现出的对患者个体差异的关注和个体化治疗方案的制订等思想也为现代男科医学提供了重要的启示。这些理论和观点不仅具有历史意义，更对现代男科医学的繁荣和发展具有深远的指导意义。

第七节　赵献可与《医贯》

赵献可是明末著名的医学家，他的著作《医贯》在中医领域具有重要地位，对男科领域也产生了深远的影响和贡献。以下是赵献可《医贯》对男科的影响和贡献的详细分析。

1. 强调命门学说，深化男科疾病的理论认识

赵献可在《医贯》中大力倡导命门学说，认为命门是人体生命的根本，主宰着人体的生长、发育和生殖。他将命门与肾相联系，认为肾中藏有真阴真阳，是人体阴阳之根本。这种命门学说的提出，为男科疾病的理论认识提供了新的视角。在赵献可的理论体系中，男科疾病的发生、发展与命门功能的失调密切相关，因此治疗男科疾病时应注重调整命门功能，以达到阴阳平衡的目的。

2. 倡导阴阳互根，丰富男科疾病的辨证施治方法

赵献可强调阴阳互根、相互依存的观点，认为人体的阴阳应保持平衡状态。在男科疾病的辨证施治过程中，他注重分析患者的阴阳状况，根据阴阳失调的具体情况制订针对性的治疗方案。这种阴阳互根的辨证施治方法为男科疾病的中医治疗提供了更为精准和有效的方法。

3. 重视温补命门，为男科疾病的治疗提供新的思路

赵献可在《医贯》中提倡温补命门的治疗方法，认为通过温补命门可以调整人体的阴阳平衡，从而达到治疗男科疾病的目的。他主张使用温阳散寒、滋阴补肾的药物来治疗男科疾病，如肉桂、附子、熟地黄等。这种温补命门的治疗方法为男科疾病的治疗提供了新的思路和手段，也为后世医家提供了宝贵的临床经验。

4. 对后世男科医学的影响与启示

《医贯》作为一部中医经典著作，对后世男科医学的发展产生了深远的影响。该书所强调的命门学说、阴阳互根的辨证施治方法和温补命门的治疗思路为后世医家提供了宝贵的学术资源和临床经验。同时，《医贯》所体现出的对患者个体差异的关注和个体化治疗方案的制订等思想也为现代男科医学提供了重要的启示。这些理论和观点不仅具有历史意义，更对现代男科医学的繁荣和发展具有深远的指导意义。

第六章

浙派中医男科特色医技

第一节 中医适宜技术（中医外治）

中医适宜技术通常是指安全有效、成本低廉、简便易学的中医药技术，又称"中医药适宜技术"，是祖国传统医学的重要组成部分，其内容丰富、范围广泛、历史悠久，经过历代医家的不懈努力和探索，取得了巨大的成就。中医适宜技术的特点为"简、便、效、廉"，这是中医传统特点之一。男科发展至今，既有通用的针灸、按摩等经典的中医外治疗法，也有针对男科特色、特点的中医外治疗法。

一、艾灸、拔罐加筋膜枪

艾灸别称灸疗或灸法，是通过点燃用艾叶制成的艾条、艾炷，产生的艾热刺激人体穴位或特定部位，激发经气的活动来调整人体紊乱的生理生化功能，从而达到防病治病目的的一种治疗方法。艾灸作用机制与针灸有相近之处，并与针灸有相辅相成的治疗作用，具有操作简单、成本低廉、效果显著等诸多优点。

拔罐是一种以罐为工具，利用燃火、抽气等方法产生负压，使之吸附于体表，造成局部瘀血，以起到通经活络、行气活血、消肿止痛、祛风散寒等作用的中医疗法。

筋膜枪，也称深层肌筋膜冲击仪。筋膜枪是一种软组织康复工具，通过高频率冲击放松身体的软组织。筋膜枪大的圆头一般用于肩背部、臀部、大腿，小的圆头用于手臂、小腿等大面积肌肉。筋膜枪需顺着人体肌肉纹理和筋膜走向使用，不能只对着肌肉的酸痛点击打，且需避开头、颈椎、脊柱、关节、腹股沟、腋窝等有大量神经、血管分布的部位，每个部位的使用时长建议为3～5分钟。

治疗阳痿病（勃起功能障碍）

1. 湿热体质选穴

拔　罐：中极、气海、关元。

筋膜枪：肾俞、秩边、阴陵泉、三阴交。

2. 脾虚体质选穴

拔　罐：中极、气海、关元。

艾　灸：气海、关元、阳陵泉。

筋膜枪：肾俞、秩边、阴陵泉、三阴交。

3. 阴虚体质选穴：

拔　罐：中极、气海、关元。

艾　灸：涌泉、血海。

筋膜枪：肾俞、秩边、阴陵泉、三阴交。

4. 血瘀体质选穴：

拔　罐：中极、气海、关元。

艾　灸：气海、关元、三阴交、足三里、阴陵泉。

筋膜枪：肾俞、秩边、阴陵泉、三阴交。

5. 阳虚体质选穴：

拔　罐：中极、气海、关元。

艾　灸：肾俞、命门。

筋膜枪：肾俞、秩边、阴陵泉、三阴交。

二、熏洗法配合针灸

熏洗法是用药物煎汤，趁热在患部熏蒸、淋洗和浸浴的方法。早在东汉时期张仲景所著的《金匮要略》中就已载用苦参汤熏洗治疗狐惑病蚀于下部者，可谓熏洗法的最早记载。唐代孙思邈《备急千金要方》中载有以药物熏洗痔瘘的方法。以后此法历代习用，并逐渐发展，应用范围不断扩大。

治疗早泄病：熏洗法常用蛇床子、地肤子、丁香、细辛等中药局部熏洗，配合针灸治疗，其中，针刺治疗取穴分为2组：

第1组为气海、关元、中极、三阴交。

第2组为肾俞、气海俞、关元俞、会阳。

加减：肾阴虚加大赫、太溪；肾阳虚加命门、阳池；湿热重加蠡沟、秩边；肝气不舒加太冲、肝俞；失眠多梦加百会、内关；会阴胀痛不适加会阴。

两组穴位交替使用，每日或者隔日 1 次。一般用平补平泻手法，每次留针 20～30 分钟，15 次为 1 个疗程。虚象明显者用补法，气滞血瘀或者湿热较重者用泻法，也可以配合艾灸疗法。

三、贴敷疗法

贴敷疗法是以中医基本理论为指导，将中药制成适宜的制剂形式，施于皮肤、孔窍、腧穴或病变局部的治疗方法，属于中医外治法的药物外治法范畴。贴敷疗法包括敷法和贴法。敷法的药物一般没有和皮肤的黏合力，需要用辅料调和药物，使其和皮肤贴合；贴法的药物制剂一般有自黏力，很容易和皮肤贴合，如黑膏药、橡胶膏等。贴敷疗法是中医传统疗法之一，其历史悠久，临床应用广泛。贴敷疗法具有"简、便、廉、验"的特点，深受患者喜爱。

（一）治疗癃闭

癃闭，是以排尿困难，甚至小便闭塞不通为主症的疾患。其中小便不畅，点滴而短少，病势较缓者为癃；小便闭塞，点滴不通，病势较急者为闭。一般统称为癃闭。癃闭主要病变在膀胱，但又与胃的受纳、脾的传输、肺的通调肃降、肾的开合及三焦的气化密切关联。因此癃闭既可以是单独证候，又可以是某些脏腑病证的常见症状。本病主要涉及西医学中各种原因引起的尿潴留和无尿症，如神经性尿闭、膀胱括约肌痉挛、尿路结石、尿路肿瘤、尿道狭窄、尿路损伤、前列腺增生、脊髓炎所致的尿潴留，肾前性、肾后性及肾实质病变所导致的急慢性肾衰竭出现的少尿或无尿症。

验方 1

【组成】独头蒜 1 枚，栀子 3 枚，食盐少许。

【用法】上药捣烂摊在纸上，贴敷脐部。

验方 2

【组成】甘遂、半夏各 30g，冰片 1.5g。

【用法】上药共研为细末，装瓶备用。用时取药末 3～5g。加温水和面粉少许调成糊状，外敷于脐部，胶布固定。

验方 3

【组成】甘遂 9g，冰片 1g，小麦面粉 9g。

【用法】先将前两味药分别研成细粉，再与麦粉拌匀，用温开水调和做成小药饼。将药饼敷于脐下中极穴，上用纱布覆盖，并用热水袋或热毛巾熨之，通常敷约 30 分钟。

验方 4——下尿涌泉丹

【组成】菟丝子、蒲公英、瞿麦、龙胆草、车前子各 30g，王不留行 20g，炒穿山甲（代）20g，升麻 6g，麝香 1g，白胡椒 10g。

【用法】上药共研细末，瓶装备用。临用时取药末 10g，以温水调和成团涂神阙穴，外盖纱布，用胶布固定。每 3 日换药 1 次，10 次为 1 个疗程。

验方 5——宣化膏

【组成】大葱带须去青 100g，吴茱萸 10g，小茴香 20g，胡椒 10g（也可用花椒代替）。

【用法】上药共研末，加白酒适量调成膏状，用纱布块垫脐部，将药膏涂抹在纱布上，敷于神阙穴。

（二）治疗淋证

淋证，是指小便频数短涩，淋沥刺痛，小腹拘急引痛的病症。西医的泌尿系统感染，以及结石、精浊病（慢性前列腺炎）、乳糜尿等疾病，均可参照本证辨证论治。

验方 1——龙牡五味散

【组成】煅龙骨 3 ～ 5g，煅牡蛎 3 ～ 5g，五味子 3 ～ 5g。寒证加肉桂、吴茱萸；热证加山栀子、川黄连。

【用法】上药共研细末，充分混匀，每日晨起取药末少许，用患者本人的唾液调成糊状，先用热的湿毛巾擦脐，然后将药糊敷上纱布覆盖，胶布固定。

验方 2——前春丹［用于精浊病（慢性前列腺炎）］

【组成】穿山甲（代）、龙胆草、黄柏、草薢、车前子各 30g，王不留行 20g，炒麝香 1g。

【用法】上药共研细末，装瓶备用。临用时取药末 10g，以温水调和成团涂神阙穴，外盖纱布，胶布固定。每 3 日换药 1 次，10 次为 1 个疗程。

验方 3——下焦逐瘀丹［用于精浊病（慢性非特异性前列腺炎）］

【组成】王不留行、三棱、莪术各 30g，炒穿山甲（代）、川牛膝、川芎、车前子各 15g，石菖蒲 20g。

【用法】上药共研细末，瓶装备用。临用时取药末 10g，以温水调和成团涂神阙穴，外盖纱布，胶布固定。每 3 日换药 1 次，10 次为 1 个疗程。

同时可配合辨证使用口服中成药清浊祛毒丸。

成分：金沙藤、大血藤、蒲公英、牡丹皮、虎杖、地黄、山茱萸、山药、茯苓、泽泻、益母草、黄芪。

功能主治：清热解毒，利湿祛浊。用于湿热下注所致尿频、尿急、尿痛等症状。

（三）治疗精浊病（慢性前列腺炎）

精浊病（慢性前列腺炎）病因病机复杂，病程缠绵，属"淋浊""白淫""白浊"等范畴。本病多为相火久遏不泄，湿热长期不清，精道气血瘀滞所致。

验方 1

【组成】龙胆草、车前子、肉桂、生姜、三棱、莪术各30g，柴胡、黄柏、苦参、乌药、当归各20g，地肤子、麦麸、吴茱萸、小茴香各50g，食醋适量。

【用法】将生姜捣烂，诸药加工成粗末，放锅内混合炒热，加适量食醋，干湿度以手握成团，松手即散为宜，趁热布包敷于会阴穴，秋冬季可加棉垫包裹以保温。每次热敷30分钟，早晚各1次。每剂中药可反复加醋4次，可用2日。7日为1个疗程，连用4个疗程，每个疗程可间隔2日。

验方 2

【组成】麝香1g，香附9g，乌药、延胡索、小茴香各6g。

【用法】上药共研粉末，装瓶备用，取适量加水调匀，敷于肚脐，外用胶布固定，48小时后取下，每周2次，4次为1个疗程，一般需3个疗程。如兼有尿频、尿急者，加木通6g；兼有腰膝酸软、失眠多梦、遗精者，加枸杞6g；兼有腰酸膝冷、阳痿、早泄者，加补骨脂6g。

验方 3——消淋化浊膏

【组成】益智仁、丹参、赤芍各6g，车前子、王不留行、穿山甲（代）各5g，黄柏10g，冰片3g。

【用法】上药共研细末，用凡士林调成膏剂，外敷肚脐，直径3～4cm，外用纱布覆盖，胶布固定，每隔48小时更换1次，14日为1个疗程。

验方 4

【组成】小茴香、乌药、香附、赤芍、虎杖、鱼腥草、黄柏、麝香。

【用法】上药各等份研细末后过120目筛，与陶土各等份同研匀，蜂蜜调，做成药饼如1分硬币大小，用胶布将药饼贴于长强穴，每日1换。

（四）治疗遗精病

遗精，是指不因性生活而精液遗泄的病症。其中因梦而遗精的称"梦遗"；无梦而遗精，甚至清醒时精液流出的谓"滑精"。

验方1——自拟止迷固精散

【组成】五倍子、黄连、肉桂各 10g，食盐 3g。

【用法】上药共为细末，过 100 目筛。同时用温开水将神阙穴洗净，药末适量，和食醋调成糊状，敷于神阙穴上，外用胶布固定，每日换药 1 次，10 日为 1 个疗程。用药期间禁食辛辣刺激性食物，禁烟酒，内裤不宜过紧，节制房事，清心寡欲，安定神志。

验方2——五君散

【组成】酸枣仁、黄柏、知母、茯苓各 20g，五倍子 30g。

【用法】上药共研细末混匀，装瓶备用。患者每晚睡前用酒精清洁脐部，取五君散约 10g 加蜂蜜调成糊状，捏成圆形药饼，贴于脐窝，上覆清洁塑料薄膜，外盖纱布，胶布固定。第二晚洗去前药，再如前法局部敷药，连续贴敷 10 次为 1 个疗程。

（五）治疗阳痿病（勃起功能障碍）

阳痿，是指阴茎不能勃起，或者勃起的硬度不够，时间短暂，不能使阴茎插入阴道，从而不能圆满完成性交的一种疾病。偶尔一次性交失败不能称之为阳痿。

验方1

【组成】急性子 1g，蟾酥 3g，蛇床子 1g，麝香 0.5g，葱白适量。

【用法】前三味药共研末，加入麝香后再研极细末，滴水成大丸 1 粒，葱白包装药丸，外用湿纸再包一层，放在木炭火中煨 3～5 分钟，取出换纸，再包再煨 7 次，去纸和葱，将药制成水丸子，如绿豆大小，备用。睡前取药丸 3 粒，白酒化开，涂敷神阙穴、曲骨穴、阴茎头，每晚 1 次，迅速见效，阴茎勃起，温开水洗去药，即可交媾。

验方2

【组成】淫羊藿、蛇床子、皂荚、马钱子、肉苁蓉、附片、丁香各 100g。

【用法】上药水煎两次，再浓缩成膏，阴凉干燥，研为细末，过 100 目筛，用白酒将药末调为干糊状，取药糊 2g 涂于命门穴处，外用胶布覆盖，每日换药 1 次，15 日为 1 个疗程，治疗期间禁房事、烟酒，调摄精神。

四、刺络放血疗法

刺络放血疗法古称"刺血络"，亦称"刺血疗法"或"放血疗法"。刺络放血疗法是中医学中的一种独特的针刺治疗方法，在患者身上一定穴位或浅表血络施以针刺，放出适量血液，以达到治疗疾病目的的一种外治法。

（一）治疗功能及原理

刺络放血疗法的主要依据为中医经络学说和气血学说。中医学认为，经络具有由里及表、通达内外、联络肢节的作用，是气血运行的通道，其"内属于脏腑，外络于肢节"。经络是沟通人体内外表里的桥梁，具有灌渗气血、濡养全身的作用。而气血是人体生理活动的根本。气血并行于脉内，充润营养全身。人体的各种生理活动，均依赖于气血的正常运行，并通过经络发挥其生理功能。气血与经络既为人体正常的生理基础，也是疾病产生的重要病机转化所在。当人体内脏和经脉功能失调时，机体就会发生疾病，络脉也会相应地表现出充血、扩张，甚至变形等病理变化。

刺络放血疗法主要通过泄热解毒、调和气血、活血祛瘀、通经活络、消肿止痛、泄热定惊、清热开窍等途径，来调整人体脏腑，使脏腑和谐，经脉畅通，气血和调，阴阳平衡，治病祛疾。其不仅可以治疗各种急慢性病，也可以治疗危急症，对许多疑难病、沉疴痼疾、奇病怪症常有神奇疗效。近年来对刺络放血疗法作用机制的现代研究颇多，其对机体的治疗作用可归纳为对血液系统有良好的双向调节作用、很好的镇痛作用，以及提高人体免疫功能，激发体内的防御功能等。

（二）治疗部位

八髎穴：骶骨后孔共 4 对，在第一、二、三、四骶后孔中，分别称为上、次、中、下髎，合称八髎穴。八髎穴具有补肾壮腰、清利湿热及理气化瘀等功效，是主治腰痛、泌尿系疾患的要穴。临床主要用于治疗腰痛、腰脊痛、遗精、阳痿、淋证、遗尿、癃闭及下肢麻痹等病症。

（三）注意事项

给患者做好解释工作，消除不必要的顾虑。放血针具必须严格消毒，防止感染。针刺放血时应注意进针不宜过深，创口不宜过大，以免损伤其他组织。划割血管时，宜划破即可，切不可割断血管。一般放血量为 20mL 左右，宜 1日或 2 日 1 次；放血量大者，1 周放血不超过 3 次。5～8 次为 1 个疗程。

（四）禁忌证

患有血小板减少症、血友病等有出血倾向疾病的患者，以及晕血者、血管瘤患者，一般禁止用本疗法。贫血、低血压、过饥过饱、醉酒、过度疲劳者，不宜使用本疗法。

五、按摩及其他疗法

按摩是中医治疗疾病的手段，也是普通人日常保健的手法。中医按摩穴位的原则：实证应该顺时针施术，是为泻；虚证时应该逆时针方向施术，是为补。按摩方向不同效果也不同。

（一）前列腺加尿道球腺（深度）按摩

前列腺按摩是传统的治疗方法之一。研究显示适当的前列腺按摩可促进前列腺腺管排空并增加局部的药物浓度，进而缓解精浊病（慢性前列腺炎）患者的症状，故推荐前列腺按摩为Ⅲ型精浊病（慢性前列腺炎）的辅助疗法。联合其他治疗可有效缩短病程。Ⅰ型前列腺炎患者禁用本法。

前列腺按摩治疗，不仅可以加速前列腺及周围组织的局部血液循环，加快新陈代谢，促使狭窄的前列腺管排空腺管内淤积的前列腺液，疏通前列腺腺管，还可以同步排空尿道球腺内的腺液，从而改善男性生殖系统附属腺的整体微循环，极大限度地缓解精浊病（慢性前列腺炎）所带来的疼痛与不适感，提升患者的生活幸福感。经过不断改良之后的前列腺加尿道球腺（深度）按摩，除了以往前列腺按摩的功效外，还可以增进前列腺及尿道球腺的局部微循环及淋巴循环，最大限度地释放处于紧绷腺体组织的张力，受到刺激的腺体自主分泌腺液，冲破阻塞，稀释腺体区域的病菌浓度，提高抗生素治疗效率。随着临床研究的不断深入，已有国外的男科专家、学者提出猜想：前列腺加尿道球腺（深度）按摩对男科其他病症也存在着一定的辅助治疗效果。

1. 有助于治疗阳痿病（勃起功能障碍）：虽然没有多少科学文献能直接证明前列腺按摩可以改善勃起功能，但医生普遍认为它可能会有一定帮助。通过前列腺按摩，可以改善"局部地区"血液循环，海绵体是靠血液涌入实现硬度的，良好的血液循环自然对其功能大有裨益。

2. 帮助改善尿流：帮助改善尿流建立在减少精浊病（慢性前列腺炎）炎症的基础上。前列腺发炎，不但会成为尿路上的拦路虎，而且有可能刺激膀胱，让排尿问题雪上加霜，淋沥不尽，更加不畅。

3. 缓解射精时的疼痛：射精疼痛发生的人群并不多，它也可能与附睾、前列腺、精囊和尿道感染相关。因此归根结底，本法还是辅助进行精浊病（慢性前列腺炎）及泌尿系统炎症治疗。

4. 有助于减轻前列腺肥大的症状：前列腺肥大和前列腺炎症状基本相同，会出现排尿困难和会阴部不适，是 50 岁以上男性最常见的前列腺疾病，现在一般采用口服 5α-还原酶抑制剂进行治疗。近年来的文献表明，定期的前列腺按摩结合此类药物治疗有助于缓解症状。

按摩方法：患者取胸膝位，施术者手戴橡皮手套，右手食指涂润滑的石蜡油，先轻柔按摩肛周而后缓缓伸入直肠内，触及前列腺后，用食指的最末指节对着前列腺的直肠面，按照从外向上、向内、向下的顺序对前列腺进行按压，即先从腺体的两侧向中线各按压 3～4 次，再从中央沟自上而下向尿道外口挤压出前列腺液。一般 1 周按摩 1～2 次。按摩时手法应轻与缓，注意询问患者感受，切忌粗暴反复强力按压，以免造成不必要的损伤。另外，建议按摩完毕后，让患者立即排尿，可使积留于尿道中的炎性分泌物随尿液排出。

虽然现阶段国内的指南并未提及上述罗列的前列腺加尿道球腺（深度）按摩辅助治疗的相关介绍，但前列腺加尿道球腺（深度）按摩对男性附属性腺炎症或者泌尿系统炎症的治疗的确是大有裨益的。澳大利亚的一项研究表明，每周有 5 次或更多次高潮的男性要比每周少于 1 次高潮者患前列腺癌的比率低 34%。前列腺加尿道球腺（深度）按摩给实现这种频率多了一种选择途径。

（二）前列腺导浊按摩及中药外治

【解剖因素】

1. 前列腺位置处于隐蔽深处，其每天分泌的前列腺液部分需经前列腺导管排入尿道，而后再排出体外。前列腺中央区的导管与射精管平行进入尿道，分泌物容易排出，而外周区的前列腺导管与尿道成直角或斜行进入尿道，分泌物不易顺畅排出，容易淤积在前列腺内成为感染的病灶。同时，病原微生物都很容易进入腺体内引起感染。

2. 由于前列腺位置深而隐蔽，腺体内的局灶性炎症不易被发现和诊断，而病灶周围有纤维化瘢痕组织包绕，因此，不但前列腺腺体表面有一层脂质膜，药物不容易渗透至前列腺组织内，影响药物的治疗作用，而且腺体内的感染病灶不一定与尿道相通（也就是腺管口堵塞），炎性渗出物难以引流至尿道，药物也不能经腺管开口进入，使得炎症难以消散。

3. 精浊病（慢性前列腺炎）往往与慢性尿道炎、慢性膀胱炎、慢性精囊炎、慢性附睾炎等同时存在，这些相邻器官的病变相互影响，互为因果，也使精浊病（慢性前列腺炎）的病情变得缠绵难愈，复杂多变。

【临床分型】

正常的前列腺腺体应柔软而有韧性，表面均匀饱满有弹性，不应有压痛。全国名老中医鲍严钟教授根据临床上精浊病（慢性前列腺炎）引起的病理改变，将其分成 7 种类型。

1. 肿胀型：前列腺体比正常体积大，质软有弹性，双侧对称，中央沟浅或消失，可触及纤维化感，前列腺液白细胞多于正常者。

2. 潴留型：前列腺体比正常体积大，饱满感明显，似有水波波动，触诊无纤维化感，伴小腹、会阴胀痛，行前列腺按摩时有大量腺液流出，按摩后会阴部有轻快感，胀痛症状缓解明显。前列腺液内白细胞计数可在正常范围或高于正常值。常见于未婚青年或长期禁欲者。

3. 萎缩型：前列腺体缩小、平塌或凹陷，无弹性感，前列腺液中卵磷脂小体减少或消失，伴有神疲乏力，性欲淡漠，性功能下降，脉沉细或弱，舌质淡，苔薄白。

4. 硬化型：前列腺体缩小，伴有硬结，腺体虽高低不平，表面仍光滑。

5. 结节型：前列腺体正常大小，腺体出现单个或多个小结节，前列腺轻度压痛，前列腺液中的白细胞计数中度升高，临床常表现为尿频、尿急、尿后余沥不尽感。

6. 出血型：常同时伴有精囊炎，表现为无痛性血精或精液、前列腺液见大量红细胞，肛门指诊可触及肿大的精囊腺，常伴有腰酸，性交后明显，面色不华，脉细数，舌质红，苔薄。

7. 无液型：前列腺体肿大，无中央沟，腺体弹性较差，按摩后前列腺液少或无。

【治疗】

1. 前列腺导浊按摩可通过外部加压及精准针对病变部位实施按摩，使得因各种原因堵塞的前列腺腺管疏通，排出内部炎症和稽留物质，加速前列腺及周围组织的局部血液循环，使药物能顺利抵达前列腺内部，提高药物浓度，综合达到治疗精浊病（慢性前列腺炎），缓解患者病情的目的，还可以使患者前列腺体逐步恢复柔软而有韧性的正常状态。

2. 中药保留灌肠：运用灌肠器将熬制好的 100 ～ 120mL 中药药液通过肛门给药，使药物通过直肠黏膜吸收入血，以发挥局部治疗或全身治疗的作用。中药保留灌肠可以使药物透过直肠黏膜、肠壁，通过与盆腔沟通的淋巴管、毛细血管直接作用于盆腔，使药物能更快、更直接地到达前列腺部位，药物浓度高，生物利用度高，并可改善局部血液循环。经直肠用药比口服药生物利用度高，同样剂量的药物，直肠给药的作用大于口服药物的作用。中药保留灌肠在吸收速度、显效速度上比丸、片、栓、汤剂均快，达峰浓度高，达峰时间更短。

3.中药热罨包外敷：将加热好的中药药包置于身体的患病部位或是身体的某一特定位置（如穴位上），通过罨包的热蒸气使局部的毛细血管扩张，血液循环加快，利用其药效和温度起到温经通络、调和气血、祛湿散寒作用。中药热罨包又称中药热敷法，是一种传统中医疗法，距今已有2000多年历史，在《黄帝内经》中就有相关记载，其中所述"熨"法即指热敷法。热罨包内含大青盐和中药成分，文火炒制至温热或微波加热后，借助温热之力，将药性由表达里，通过皮肤腠理，内达脏腑，使局部血管扩张，血液循环改善，代谢增强，促进局部代谢废物的排泄。本法具有温通经络、舒筋活络、调和气血、消肿止痛、祛湿散寒、强健筋骨等功效。

（三）会阴部穴位按摩

按摩会阴穴的作用与好处：缓解治疗性功能障碍、小便不通、阴部瘙痒、阳痿、带下、疝气、脱肛、癫狂、昏迷等。

【位置】

此穴位于男性会阴部，男性阴囊根部与肛门连线的中点。按摩时可以采用胸膝位或侧卧位。

【配伍】

会阴穴配三阴交穴，具有强阴醒神的作用。

会阴穴配肾俞穴，治遗精。

会阴穴配蠡沟穴，治阴痒。

会阴穴配鱼际穴，具有养阴泄热的作用，主治阴汗如水流。

会阴穴配水沟穴、阴陵泉穴，治溺水窒息。

会阴穴配中极穴、肩井穴，具有行气通络、强阴壮阳的作用。

【手法】

每次解完大便后，在肛门及会阴处垫上几层卫生纸，用食指按住会阴，中指按住肛门，依顺时针和逆时针方向分别按揉1～2分钟，使会阴部产生轻微酸胀感，继而配合提肛运动30次。

第二节 各类男科注射疗法

注射疗法是以注射的方法有的放矢地向机体局部给入药液（或其他液体），以阻断神经传导或营养神经、改善循环，达到止痛、抗炎、消肿、解除粘连、活血化瘀的效果，进而达到治愈疾病的目的。根据不同的部位、疾患，采用不同的操作，给予不同的药液，国内外已兴起多种注射疗法。

一、穴位注射疗法

穴位注射疗法又称"水针"，是选用中西药物注入有关穴位以治疗疾病的一种方法，相对于原来针灸所采用的"金针"而言。其始创于20世纪50年代，在临床中尝试用注射器代替原来的金针。由于使用了现代提纯的药物，这种疗法又不同于传统的针灸。因为，药物进入经络，其治疗规律和传统的针灸治疗规律不尽相同，故称为"水针"。临床上可以通过传统的针灸理论发挥疗效，又可以加上注射药物的药理作用起到疗效放大的作用。常用注射的药物有黄芪、丹参、当归等。在穴位选择上，常常选择中极、足三里、三阴交、关元、肾俞等穴位。

二、前列腺包膜外局部注射疗法

前列腺包膜外局部注射疗法就是将经过检查确定的药物通过注射的方法穿透前列腺包膜，深入前列腺组织内，短时间集中将较高浓度的药物选择性地作用于前列腺病灶组织，避免前列腺包膜对药物的吸收阻拦，从而起到治疗的作用。本疗法可迅速地缓解前列腺局部不适的症状，改善前列腺局部的微循环。

这种注射疗法不像肌内注射那么简单，毕竟前列腺在人体的深部，有3种途径可以到达前列腺组织内，一是通过耻骨上区，二是通过会阴部，三是通过直肠壁，各有优缺点。如通过直肠壁注射易导致感染；通过会阴部注射可出现血尿，这是正常的，因为注射要穿过前列腺静脉丛。必要时，注射时可结合 B 超。

三、精索封闭疗法

精索封闭疗法所采用的药物有庆大霉素、利多卡因、地塞米松。其中庆大霉素是一种氨基糖苷类抗生素，具有广谱抗菌作用，局部用药，可有效杀灭病原微生物；利多卡因是临床上常用的局部麻药，对缓解患者局部疼痛作用明显；地塞米松为肾上腺皮质激素类药，具有很强的抗炎作用。

急性附睾炎是细菌感染引起的泌尿生殖系统炎症，致病菌主要有大肠埃希菌、葡萄球菌等。患者局部疼痛特别明显，甚至影响行动。急性附睾炎的早期，即炎症发作的 1 ~ 3 天，采取精索封闭治疗，可以迅速达到消炎、杀菌、止痛、消肿的目的，使疾病能更快得到治愈。治疗可选择每日 1 次或隔日 1 次，若病变累及双侧，可同时封闭治疗，5 ~ 7 日为 1 个疗程。

四、干细胞注射疗法

干细胞是再造和恢复组织器官结构和功能的源泉细胞，具有分化成熟组织细胞的能力，还可发挥旁分泌机制调节体内的生殖激素。其在受损或缺陷组织的愈合过程中起关键作用，通过干细胞的趋化性、抗炎性、再生性、血管生成性和抗细胞凋亡作用来实现。干细胞注入目标组织后，可以通过分泌各种蛋白质、寡肽等多种生物活性因子，作用于周围细胞，发挥旁分泌作用，促进细胞增殖，抑制功能细胞的凋亡，使现有组织细胞分化成受损组织的细胞类型，从而修复受损组织与生长新的组织。

目前，临床上常用的间充质干细胞具有释放可溶性生长因子和细胞因子来刺激新血管的形成和调节炎症的特征，同时可以促进人体的自我修复功能，为临床治疗阳痿（勃起功能障碍）提供了非常有前途的治疗方法和手段。

另外，使间充质干细胞成为极具吸引力的治疗选择还有以下原因：①间充质干细胞会归巢到炎症部位和组织损伤部位；②间充质干细胞可以分化成许多细胞类型，包括肌肉和骨骼；③间充质干细胞可以分泌诱导组织恢复并抑制炎症的生物活性化合物；④间充质干细胞具有免疫调节作用，可以避免宿主免疫反应。

五、阴茎海绵体注射疗法

阴茎海绵体注射疗法可促进阴茎海绵体血管再生，修复阴茎神经系统，增加阴茎充血血流量，增强勃起时的硬度和尺寸，显著提升生理快感。阴茎海绵体注射血管活性药物是最早治疗 ED（勃起功能障碍）的方法之一。前列腺素为目前推荐使用的药物，常用剂量为 5 ~ 40μg，注射后 5 ~ 15 分钟出现勃起，勃起时间与注射药物剂量相关。文献报道的总体有效率为 70%。该药物常见的不良反应为阴茎疼痛、异常勃起、海绵体纤维化等；全身性的不良反应少见，大剂量使用可导致低血压。

由于海绵体内药物注射所引发的阴茎勃起不需要性刺激，也无须正常的神经传导通路，只靠阴茎海绵体平滑肌上的感受器产生化学反应而起作用，因此该方法对心理性阳痿（勃起功能障碍）和神经性阳痿（勃起功能障碍）也是有效的。

第三节　物理治疗

物理治疗是康复治疗的主体，它使用包括声、光、冷、热、电、力（运动和压力）等物理因子进行治疗，针对人体局部或全身性的功能障碍或病变，采用非侵入性、非药物性的治疗方法来恢复身体原有的生理功能。物理治疗是现代与传统医学中非常重要的一份子。物理治疗可以分为两大类：一类以功能训练和手法治疗为主要手段，又称为运动治疗或运动疗法；另一类以各种物理因子（声、光、冷、热、电、磁、水等）为主要手段，又称为理疗。

一、热磁疗

前列腺治疗仪是用于男性前列腺治疗的仪器。它集热疗、磁疗、振动按摩为一体。热疗主要是通过热效应和热传导作用，促进前列腺局部的血液循环，加强新陈代谢，增加前列腺腺泡和腺管的通透性，增强白细胞的吞噬功能及酶的活性，加速局部新陈代谢产物和毒素的排放，有利于炎症的吸收和消退。振动按摩主要是代替人手的按摩作用，前列腺按摩可以缓解局部充血，减少分泌物淤积，清除前列腺腺管内的细菌和碎片，促进药物及炎症吸收，缓解会阴部症状。磁疗可以调节体内生物磁场，产生感应微电流，改变细胞膜通透性，改变某些酶的活性和扩张血管，加速血流，从而起到止痛、消肿等辅助治疗作用。

二、生物反馈治疗

研究表明，精浊病（慢性前列腺炎）患者存在盆底肌的协同失调或尿道外括约肌的紧张。生物反馈合并电刺激治疗可使盆底肌松弛，并使之趋于协调，同时松弛外括约肌，从而缓解精浊病（慢性前列腺炎）的会阴部不适及排尿症状。

三、（男性）盆底磁刺激治疗

临床研究和实践均证实，磁刺激通过反复活化终端的运动神经纤维和运动终板，刺激盆底肌肉收缩，促进盆底血液循环，增加肌纤维的募集数量，达到有效改善盆底功能的目的。

磁刺激仪通过治疗磁头、治疗线圈形成交互立体脉冲磁场，作用于盆腔深部神经肌肉组织，可以无痛、无创地作用于中枢神经、外周神经与肌肉组织，实现对缺血性脑血管病、神经症、脑损伤性疾病的辅助治疗。如尿失禁、前列腺增生、精浊病（慢性前列腺炎）、前列腺痛、阳痿（勃起功能障碍）、早泄、性交痛、性欲低下、性唤起困难、性高潮障碍、慢性盆底疼痛、盆腔器官脱垂、便秘、大便失禁，以及外伤、术后等出现和盆底相关的神经系统疾病。

四、肌肉振动松解治疗

高频率的振动及击打作用可达深层肌肉，使肌肉及筋膜得到有效松解，且快速振动产生的机械力，还能提高局部皮肤温度，促进毛细血管扩张，改善局部血液循环，促进受损组织修复，缓解患者疼痛。如慢性疼痛（慢性盆底疼痛、前列腺痛）、肩周炎、颈椎病、腰椎病、膝关节慢性劳损、过度疲劳、肌肉拉伤、颞下颌关节紊乱综合征、松解术后的关节肌肉挛缩、腱鞘炎。

电动肌肉振动仪提供快速的机械撞击，所产生的高振动频率能提高按摩放松的效果，是一种高性能精密设计的按摩设备，使用得当效果非常明显。

不适合的使用者：正接受治疗或感觉不舒服的患者；皮肤过敏者；高热，体温在38℃以上的患者；重度血液循环障碍、有开放性伤口、严重外伤有出血顾虑者；心脏病、急性损伤或急性疾病、骨质疏松症、低血压恶性肿瘤的患者。

五、低能量冲击波治疗

低能量冲击波是一种复杂的机械波，具有声学、力学和光学的某些特性，是一种通过物理学机制介质（气体或液体）传导的机械性脉冲压强波。在自然界，所有的爆发情况都伴有冲击波，例如核爆炸时，爆炸中心压力急剧升高，使周围空气猛烈震荡而形成的波动；超音速飞机突破音速时产生的"音障"，这些就是冲击波。

低能量冲击波治疗系统是利用液电或电磁效应等产生的一种能穿透人体

组织的机械波，可在人体特定部位聚焦，通过聚焦后的冲击波对人体组织细胞产生一系列作用，从而达到治疗目的。相对于传统创伤性和药物性治疗，体外低能量冲击波治疗的优点在于：快速恢复男性原有性功能，修复病理变化，促进血管新生；无损伤，无治疗相关的副作用；无须麻醉，无痛治疗；治疗时间短；无须特殊处理，恢复快；治疗费用远远低于开放式手术。

（一）治疗阳痿（勃起功能障碍）

动物实验和国内外人体临床数据表明：低能量冲击波作用于阴茎海绵体时，可以刺激血管组织，致使新生血管生成，更多血液灌注到阴茎海绵体内导致海绵体内压（ICP）增加、海绵体内血液充盈，导致阴茎勃起。低能量体外冲击波（ED1000）作用于阴茎内损伤的血管，激发人体血管修复能力，促进阴茎血管再生。通过疏通闭塞的微血管，改善血液灌注，更多血液灌注到阴茎海绵体内，导致海绵体内压增加、海绵体内血液充盈，增强阴茎勃起能力。此外，低能量冲击波还可以募集和活化间充质干细胞，修复受损的阴茎组织，如神经、平滑肌、血管内皮等。

ED是内皮细胞中一氧化氮（NO）的合成减少及NO受体的老化增加所致，NO是阴茎勃起的主要神经递质。NO减少时患者的阴茎血管血流灌注会减低，由此导致ED。临床发现低能量ESWT（体外冲击波疗法）可引起人脐静脉内皮细胞中的血管内皮生长因子（VEGF）的mRNA水平明显升高。研究表明，低能量ESWT能促进NO、VEGF的产生，调高受损组织中NO、VEGF的表达，促进新生血管形成，并建立侧支循环，增加血流量，改善平滑肌缺血。

（二）治疗精浊病（慢性前列腺炎）及癃闭病

冲击波治疗此类疾病的作用机制，参考西医理论中有关慢性前列腺炎、慢性骨盆疼痛综合征、前列腺增生的理论大致可分为以下几点：

1.体外冲击波的空化作用可以使前列腺管内栓子粉碎，通过排精使阻塞物质排出体外，使前列腺管压力降低，会阴痛减轻或消失，前列腺微循环加速，前列腺间质水肿减轻，前列腺恢复到正常大小，改善排尿症状。

2.通过冲击波机械应力作用可使病灶组织细胞发生物理变化，使前列腺腺管通畅，前列腺腺管内压力降低，毛细血管循环加速，从而加速炎性物质的吸收，前列腺间质水肿减轻，尿道前列腺部受压减轻，排尿症状改善。

3.高强度聚焦冲击波能刺激活化前列腺细胞、增强白细胞吸氧功能、加速微循环和松解组织粘连，使组织血管扩张、血流加快、增强吞噬细胞活性，可以杀菌消炎，促进炎症的吸收。

4. 冲击波治疗可以引起细胞周围自由基的改变，从而释放抑制疼痛物质，封闭痛觉神经感受器，使神经元的敏感性下降。本疗法能促进新生血管形成，促进毛细血管循环加速，加速新陈代谢，促进前列腺组织修复，排尿症状改善。

5. 体外冲击波作为一种高强度的压力波，在较小的范围对神经末梢产生超强刺激，特别是对痛觉神经感受器的高度刺激，使神经的敏感性降低，神经传导的传输受阻，从而缓解疼痛。

6. 冲击波作用于腺体，改变了自由基状态，可诱发抑制疼痛的内啡肽氨基化合物的分泌，对伴有前列腺痛的患者疗效更突出。

经过多年的临床实践证明，低能量冲击波在治疗伴有尿频、尿急、会阴不适的前列腺钙化，长期无法改善症状的无菌性前列腺炎，轻度的前列腺增生，有明确的临床效果及良好的耐受性。在针对慢性盆腔疼痛综合征（CPPS）治疗的临床试验显示：低能量 ESWT 治疗后，精浊病（慢性前列腺炎）症状指数和视觉模拟评分法（VAS）均明显降低。治疗 12 周后，ESWT 组平均国际前列腺症状评分降低，IIEF（国际勃起功能指数）升高，精浊病（慢性前列腺炎）症状指数降低，VAS 降低，而对照组较前无明显变化，表明 ESWT 是治疗 CPPS 的有效方法。

（三）治疗阴茎硬结症

阴茎硬结症的特征是阴茎白膜的纤维性硬结。临床表现：阴茎局部硬结、勃起畸形、勃起疼痛、阳痿（勃起功能障碍）等。文献报道显示其发病率高达8.9%。阴茎硬结症的病因尚不清楚。发病机制与微血管的反复损伤有关，其导致的急性炎症反应会促进成纤维细胞在阴茎白膜里过度增殖，并沉积在白膜的组织间隙，不能完全排出，导致阴茎硬结症。目前的治疗包括药物治疗、物理治疗和手术治疗，疗效均不理想。

冲击波治疗作为一种安全、非侵入性的治疗方法，在 1989 年首次应用于阴茎硬结症的治疗，可明显减轻阴茎硬结症患者的疼痛，提高生活质量。ESWT 能明显缓解 PD 患者的疼痛，改善弯曲畸形，缩小软化白膜硬结，提高性功能。

六、负压真空治疗（中药灌注）

真空负压装置是通过负压吸引导致阴茎充血，在阴茎根部安装压缩环以维持阴茎勃起。作为一项非侵入性的治疗方法，常被用于治疗神经性阳痿（勃起功能障碍）和血管性阳痿（勃起功能障碍）。文献报道称其对各种病因所致阳痿（勃起功能障碍）的有效率在27%～94%。老年人群可与普通人群获得同样的疗效，且更适合于性生活频率低的老年患者及寻求非药物治疗的患者。真空负压装置禁用于有出血性疾病或正在服用抗凝剂的患者，治疗副作用包括疼痛、射精困难、瘀斑、青紫及麻木等，发生率不足30%。疼痛、射精困难和麻木是最常见的并发症。

国内有关于负压真空治疗，最早可以追溯到2008年6月发表于《中国性科学》杂志《达克罗宁外涂与真空负压水动按摩治疗早泄的对照研究》，文献中多次提及"真空负压水动按摩治疗"，之后的《现代泌尿外科杂志》2012年1月第17卷第1期《真空负压水动按摩联合低频电脉冲治疗早泄的对照研究》、《中华男科学杂志》2012年5月第18卷第5期《真空负压配合局部麻醉剂治疗早泄的临床疗效》、《中医药通报》2013年2月第12卷第1期《复方玄驹胶囊联合真空负压水动按摩治疗早泄的临床观察》、《中国实用医药》2017年10月第12卷第28期《复方利多卡因乳膏外涂与负压水动按摩治疗早泄的对照研究》都出现了"真空负压水动按摩治疗"这一词汇。

美国麦普泰格水立方PE治疗系统是目前国际上公认的通过CFDA认证的早泄病治疗设备，能够帮助治疗男性早泄病（PE）。其治疗原理为通过真空负压吸引，增加海绵体血容量和白膜厚度，加速动脉血管扩张，治疗腓肠神经的感觉神经潜伏期反应时期延迟症状，提高睾酮素分泌水平，改善纤维组织，恢复弹性，延长勃起维持时间及硬度。

参考文献

［1］欧春.精气清冷证治辨析［J］.浙江中医学院学报，1999（3）：37.

［2］刘忠祥，周文涌，周畅晓，等.鲍严钟治疗少弱精症用药浅析［J］.浙江中西医结合杂志，2019，29（2）：88-90，95.

［3］鲍严钟，陈子胜.育精汤对男性不育的临床观察（附211例临床分析）［J］.浙江中医学院学报，1987（2）：21.

［4］郜都，崔云.调抗种子汤治疗男性免疫性不育症34例［J］.中国中医药科技，2014，21（2）：189.

［5］杨欣，丁彩飞，颜志中，等.生精合剂对不育男性精子参数及精子凋亡的影响［J］.浙江中西医结合杂志，2016，26（12）：1120-1122.

［6］娄江涛，郜都，吴骏，等.脱敏煎治疗男性免疫性不育疗效分析及对外周血T细胞亚型的影响［J］.中国现代医生，2017，55（3）：15-17，21.

［7］谢作钢，黄文彬，陈盛镱，等.左精颗粒对肾阴亏虚型畸形精子症精子DNA完整性的影响［J］.中国性科学，2021，30（10）：113-116.

［8］陈红梅，吕怀莺.种子三号颗粒的制备与临床应用［J］.医药导报，2004（10）：764.

［9］杨凯，张天宇，董盼攀，等."润精汤"与还少胶囊治疗脾肾亏虚型特发性少弱精子症疗效比较［J］.江苏中医药，2021，53（1）：36-39.

［10］房连强，李星凌，郭勤，等.区段性任脉药物铺灸治疗少弱精子症的临床研究［J］.南京中医药大学学报，2021，37（1）：36-40.

［11］吴骏，冯奕，郑武，等.崔云教授从气辨治心理性勃起功能障碍经验［J］.浙江中医药大学学报，2020，44（8）：726-728，733.

［12］程蕾，戴春秀，黄鹏，等.勃起功能障碍的辨治思路及验案举隅

［J］.浙江中医杂志，2021，56（6）：460-461.

［13］陈成博，陈舒，张胜.逍遥振痿汤治疗心理性阴茎勃起功能障碍58例［J］.浙江中医杂志，2011，46（9）：646.

［14］宋力伟.马钱振痿汤治疗勃起功能障碍36例［J］.山东中医杂志，2001（1）：27.

［15］魏建红，张志忠，古剑.少腹逐瘀汤加味治疗糖尿病阳痿40例［J］.浙江中医杂志，2011，46（5）：346.

［16］蔡健，黄来剑.补肾宁治疗阴茎勃起功能障碍的疗效观察［J］.浙江实用医学，2004（3）：50，67.

［17］金小虎，苏洁，陈思敏，等.无比山药丸对肾阳虚模型小鼠勃起功能障碍的作用及机制研究［J］.中草药，2022，53（17）：5400-5408.

［18］赵永久，程伟，沈黎明，等.复方玄驹胶囊治疗慢性非细菌性前列腺炎并发勃起功能障碍40例［J］.医药导报，2010，29（8）：1022-1024.

［19］谭成，何丹，叶云，等.清热逐瘀汤治疗ⅢB型慢性前列腺炎伴勃起功能障碍临床研究［J］.新中医，2022，54（13）：73-77.

［20］黄燕平，吴正沐，杨念钦，等.山海丹颗粒联合他达拉非治疗勃起功能障碍的多中心临床疗效观察［J］.中华男科学杂志，2021，27（9）：819-824.

［21］黄向阳.中西医结合治疗男性勃起功能障碍80例［C］//浙江省中医药学会，浙江省性学会.浙江省中医药学会2008年不孕不育与性医学研讨会暨继续教育学习班资料汇编.浙江省杭州市余杭区妇幼保健院，2008：3.

［22］徐潘，谢作钢，欧洋帆，等.右归丸联合穴位贴敷治疗肾阳虚型勃起功能障碍临床研究［J］.新中医，2021，53（10）：32-34.

［23］王锦槐.针刺治疗阳萎56例［J］.中国民间疗法，2001（7）：12-13.

［24］钱程，成鹏，郑维维，等.基于网络药理学探讨山海丹颗粒治疗勃起功能障碍的潜在作用机制［J］.中国药理学通报，2020，36（6）：864-870.

［25］方腾铎，崔云，方跃坤，等.崔云辨治早泄验案举隅［J］.浙江中医杂志，2019，54（1）：70-71.

［26］陈盛镱，方腾铎，方跃坤，等.谢作钢治疗早泄经验介绍［J］.新中医，2020，52（14）：190-192.

［27］林亚平，汪明德.汪明德辨治早泄之经验［J］.浙江中医杂志，

2013，48（1）：10–11.

［28］沈元良.阴冷、阳萎、早泄的中医辨治［J］.中国社区医师，1996（1）：9–11.

［29］卢伟.酸枣仁汤为主治疗早泄63例报道［J］.浙江中西医结合杂志，2001（3）：57–58.

［30］王万里.加味酸枣仁汤治疗早泄63例［J］.实用中医内科杂志，2005（4）：359.

［31］沈敏南.男科病医案二则［J］.天津中医学院学报，1996（3）：31.

［32］柳祖波，孙永忠，黄益波.中药固精培肾汤治疗43例早泄患者的临床观察［J］.中国中医药科技，2021，28（3）：510–511.

［33］严仲庆，谢嘉乐.摄精延射汤合盐酸氯丙咪嗪治疗早泄43例［J］.中国中西医结合杂志，2001（7）：551.

［34］梁钰龙，孟宏舟，王荣江.疏肝益阳胶囊对早泄患者的疗效与不良反应的影响［J］.中国性科学，2017，26（5）：8–11.

［35］王佳，郑锦华，叶涛，等.疏肝益阳胶囊联合盐酸帕罗西汀片治疗早泄临床研究［J］.新中医，2020，52（10）：86–89.

［36］邬贤德，裘顺安.古汉养生精治疗虚证前列腺炎50例分析［J］.浙江中西医结合杂志，2000，（11）：17–18.

［37］杨欣，颜志中，倪卫东.中药联合抗抑郁剂治疗早泄50例临床研究［J］.中医杂志，2006（2）：118–120.

［38］冯奕，郑武.四位一体法治疗肝气郁结型早泄60例临床观察［J］.浙江中医杂志，2017，52（2）：107–108.

［39］鲍严钟.慢性前列腺炎分型辨治［J］.江苏中医药，2006（5）：5–6.

［40］武晨亮，陈晓晶，范跃宇，等.大柴胡汤合桂枝茯苓丸治疗湿热瘀阻Ⅲ型慢性前列腺炎52例［J］.浙江中西医结合杂志，2021，31（4）：342–344.

［41］吴秀珍.补阳还五汤加味治疗老年性慢性前列腺炎［J］.浙江中医学院学报，1996（6）：26.

［42］陈盛镱，朱少平，胡利，等.雷公藤多苷对角叉莱胶诱导的大鼠非细菌性前列腺炎的抗增生作用研究［J］.中国中医药科技，2020，27（4）：538–542.

［43］王欣，苏晶石，刘铸，等.复方玄驹胶囊治疗前列腺炎疗效观察［J］.中华医院感染学杂志，2011，21（10）：2045–2047.

［44］陈望强，俞佳，丁彩飞，等.鲍氏前列灌肠方配合前列回春胶囊治疗慢性非细菌性前列腺炎的疗效观察［J］.中华全科医学，2017，15（2）：325-327.

［45］俞荣森，周光军，李茂才.光花栓剂治疗慢性前列腺炎疗效观察［J］.浙江中西医结合杂志，1999（4）：37-38.

［46］陈建莉.中药封包热敷为主治疗湿热瘀滞型慢性前列腺炎53例［J］.浙江中医杂志，2018，53（11）：811.

［47］张爱军，胡天烨，陈峰.陈峰运用调神解郁针法治疗非炎症型慢性前列腺炎经验介绍［J］.新中医，2020，52（13）：149-150.

［48］欧洋帆，谢作钢，陈盛镱，等.电针治疗ⅢA型前列腺炎的疗效观察［J］.上海针灸杂志，2020，39（11）：1380-1384.

［49］吴立红，刘友波.傍针刺中极、秩边穴治疗慢性前列腺炎110例临床观察［J］.针灸临床杂志，1999（5）：28-29.

［50］陈孝敏，董策，郑俊斌.自拟清精化浊汤联合西药治疗慢性前列腺炎98例［J］.中国中医药科技，2017，24（2）：222-223.

［51］赫艳梅，盛涛，邵欢，等.加味程氏萆薢分清饮联合盐酸坦索罗辛在慢性前列腺炎（湿热瘀结型）患者治疗中的应用价值［J］.全科医学临床与教育，2023，21（2）：142-146.

［52］周利平，陈娟英，沈华，等.前列康片联合头孢呋辛酯片对慢性前列腺炎患者血清细胞因子的影响及疗效分析［J］.中国现代医生，2017，55（14）：28-31.

［53］王东风，叶余禄，沈月洪，等.龙胆泻肝汤联合桃红四物汤治疗湿热瘀滞证ⅢA型前列腺炎临床研究［J］.新中医，2022，54（14）：53-56.

［54］陈超，高镇五，林甲芳.激光针刺治疗慢性前列腺炎的临床研究［J］.中国针灸，1989（5）：5-7.

［55］孙洁，李秋芬，田代志，等.补肾活血方对良性前列腺增生大鼠前列腺导管系统上皮细胞凋亡的影响［J］.中华男科学杂志，2014，20（9）：824-829.

［56］洪寅，仇凤梅，金国英，等.桂枝对大鼠良性前列腺增生细胞增殖和凋亡的影响［J］.中国中西医结合外科杂志，2011，17（3）：280-283.

［57］王勤泉，周超烽，萧云备，等.玄驹提取物抗良性前列腺增生作用研究［J］.中国男科学杂志，2020，34（3）：31-36.

［58］江少波，徐智慧，徐洪明，等 . 黄莪胶囊治疗良性前列腺增生（气虚血瘀、湿热阻滞证）疗效的分层研究［J］. 中华男科学杂志，2018，24（9）：819-823.

［59］卢湧湧，余志贤，翁志梁 . 癃闭康泰片治疗良性前列腺增生的临床疗效观察［J］. 中国现代医生，2011，49（29）：77-79.

［60］李志家，黄求整，胡一迪 . 癃闭舒胶囊联合中药穴位贴敷治疗良性前列腺增生症临床研究［J］. 新中医，2018，50（11）：174-176.

［61］邓哲宪，计玲晓，张奕荣，等 . 宁泌泰胶囊缓解良性前列腺增生下尿路症状的短期临床对照观察［J］. 中华男科学杂志，2018，24（1）：72-77.

［62］蔡俊亮，吕璞琪 . 补肾益气软坚通络法治疗良性前列腺增生 78 例［J］. 浙江中西医结合杂志，2006（4）：244-245.

［63］黄涛，何旭峰，马奕，等 . 济生肾气丸加减方联合坦索罗辛治疗良性前列腺增生伴下尿路症状临床观察［J］. 浙江中医杂志，2017，52（10）：743-744.

［64］汪浩，舒跃民，郑海文，等 . 良性前列腺增生症细胞因子水平与中药干预的研究［J］. 中国中药杂志，2010，35（6）：786-789.

［65］严胜利，楼刚，张诚诚 . 温肾利尿化瘀汤联合西药治疗良性前列腺增生的临床观察［J］. 中国中医药科技，2022，29（3）：501-502.

［66］徐新宇，管鹏飞，应志康，等 . 崔云教授扶正清毒治疗前列腺癌经验［J］. 浙江中医药大学学报，2022，46（1）：6-11.

［67］韩诗筠，黄硕，何若苹 . 何若苹治疗前列腺癌经验探析［J］. 中医杂志，2020，61（14）：1230-1233.

［68］孔祥辉，孙朝晖，项小天，等 . 前列腺癌患者中医体质分布及与临床指标相关性的研究［J］. 浙江中医杂志，2020，55（9）：637-638.

［69］翟鑫，冯正权 . 冯正权教授辨证论治晚期前列腺癌经验总结［J］. 黑龙江中医药，2017，46（2）：30-32.

［70］夏振淇，郭勇 . 郭勇辨治辅助期前列腺癌经验［J］. 浙江中西医结合杂志，2022，32（8）：691-692，715.

［71］陈佳琴，张爱琴 . 张爱琴平补肝肾为主辨治前列腺癌经验［J］. 浙江中医杂志，2023，58（2）：94-95.

［72］曹国平，萧云备，周寒冰 . 益气解毒祛瘀方联合内分泌疗法治疗晚期前列腺癌效果观察［J］. 中国乡村医药，2016，23（14）：51-52，57.

［73］徐新宇，顾哲源，应志康，等.崔云治疗前列腺癌根治术后尿失禁经验介绍［J］.新中医，2022，54（8）：236-239.

［74］罗娜，许佳媛，徐肖肖，等.重复经颅磁刺激仪联合穴位敷贴在前列腺癌伴失眠患者中的应用效果［J］.医疗装备，2023，36（3）：60-62.

［75］张晨光，付信，万玲君，等.中医耳穴压籽法对晚期前列腺癌患者癌性疼痛、睡眠障碍及细胞免疫功能的影响［J］.中国现代医生，2022，60（14）：136-138，163.

［76］李生洁，山广志.山广志教授治疗前列腺癌骨转移的临证经验［J］.浙江中医药大学学报，2016，40（2）：131-133.

［77］宾彬，陆海旺，王权胜，等.柴橘汤治疗慢性附睾炎200例观察［J］.实用中医药杂志，2012，28（12）：989-990.

［78］谢圣扬，王国范.行气活血法治疗慢性附睾炎45例［J］.实用中西医结合临床，2011，11（1）：13，27.

［79］周玉春，薛宇阳，张新东，等.独活寄生汤治疗慢性附睾炎临床研究［J］.新中医，2010，42（11）：45-46.

［80］陈建莉.活血通瘀膏外敷治疗慢性附睾炎38例［J］.浙江中医杂志，2021，56（11）：810.

［81］梁钰龙.复方丹参片治疗急性附睾炎的疗效及对生殖力的影响［J］.中国中医急症，2013，22（4）：661-662.

［82］陈建和.中西医结合治疗急慢性附睾炎［J］.浙江中西医结合杂志，1999（4）：71.

［83］郑武，崔云，冯奕.中药外洗结合精索封闭治疗急性附睾炎56例疗效观察［J］.中国中医药科技，2008（5）：401.

［84］范曾，杨欣.浅谈精囊炎的中医论治［J］.内蒙古中医药，2012，31（21）：42-43.

［85］黄向阳.滋阴清热法治疗精囊炎50例［J］.浙江中西医结合杂志，2003（11）：55.

［86］徐新宇，管鹏飞，应志康，等.崔云从肝肾辨治精室疾病经验［J］.浙江中西医结合杂志，2021，31（10）：889-891.

［87］俞大毛.血精辨治五法［J］.浙江中医学院学报，1998（2）：22.

［88］叶维设.血精一则［J］.湖南中医杂志，1992（3）：33.

［89］沈绍英.龙芽草根合剂治疗血精症［J］.江西中医药，1992（6）：

22.

　　[90] 何益新. 清精汤治疗血精 63 例 [J]. 浙江中医杂志, 2003 (9): 15.

　　[91] 徐存志. 血精宁治验 2 则 [J]. 中国医药学报, 1998 (1): 76.

　　[92] 吴伯聪. 滋阴清热益气活血法治疗慢性精囊炎 37 例 [J]. 山东中医杂志, 2003 (9): 541-542.

　　[93] 颜朝旭. 云南白药治疗精囊炎成功 1 例 [J]. 中国男科学杂志, 2000 (3): 184.

　　[94] 任国庆, 崔云, 陶方泽, 等. 中医药治疗阴茎硬结症临床研究进展 [J]. 浙江中西医结合杂志, 2017, 27 (12): 1109-1111.

　　[95] 程华焱, 徐新建, 刘涛, 等. 化瘀散结汤合维生素 E 治疗阴茎硬结症术后复发 21 例 [J]. 浙江中医杂志, 2013, 48 (11): 822.

　　[96] 陶秀林. 阴茎硬结症 42 例临床报告 [J]. 中国综合临床, 1999 (1): 54.

　　[97] 王超国, 徐新建, 张利新, 等. 中西医结合治疗阴茎硬结症术后复发 21 例 [J]. 实用中医药杂志, 2014, 30 (3): 216.

　　[98] 叶世泽, 苏艾华, 郑剑薇. 综合疗法治疗泌尿系结石 41 例 [J]. 山东中医杂志, 2011, 30 (2): 101-102.

　　[99] 沈昱颖, 严仲庆. 严仲庆辨证治疗泌尿系结石经验 [J]. 中国中医急症, 2014, 23 (11): 2038, 2040.

　　[100] 斯红杰. 益肾活血法防治肾结石体外冲击波碎石术后肾损伤的临床研究 [D]. 北京: 北京中医药大学, 2011.

　　[101] 裴建卫. 针刺配合推拿对泌尿系结石患者碎石后排石的影响 [J]. 上海针灸杂志, 2017, 36 (7): 825-827.

　　[102] 刘利花, 陈少宗. 针灸治疗泌尿系结石的取穴组方规律和经验分析 [J]. 黑龙江中医药, 2012, 41 (3): 31-33.

　　[103] 徐新宇, 费辰宇, 徐谦, 等. 崔云教授从肝肾论治睾丸鞘膜积液临证经验探析 [J]. 湖北民族大学学报 (医学版), 2021, 38 (3): 66-68, 72.

　　[104] 李岚, 陈华, 许先科, 等. 俞景茂学术经验述要 [J]. 浙江中医杂志, 2022, 57 (11): 781-783.

　　[105] 沈崇明, 黄帅帅, 章帆, 等. 电针骶四穴联合温和灸治疗前列腺癌根治术后尿失禁 31 例疗效观察 [J]. 浙江中医杂志, 2023, 58 (11): 842-843.

［106］蔡群，郭勤，何克林，等．雷火灸联合盆底肌训练治疗前列腺术后尿失禁的临床观察［J］．中华全科医学，2023，21（12）：2133-2136，2164.

［107］包烨华，楚佳梅，李丽萍，等．热敏灸治疗脑卒中后尿失禁的临床研究［J］．上海针灸杂志，2016，35（7）：786-788.

［108］程熙，付亚斋，李其亮，等．桑螵蛸散加味联合西药治疗前列腺癌根治术后尿失禁的效果及安全性［J］．中国乡村医药，2018，25（22）：45-46.